Tori
5/2024

M000205105

detox

Cuerpo, mente y corazón

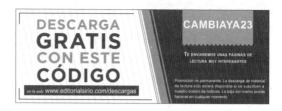

La información contenida en este libro se basa en las investigaciones y experiencias personales y profesionales del autor y no debe utilizarse como sustituto de una consulta médica. Cualquier intento de diagnóstico o tratamiento deberá realizarse bajo la dirección de un profesional de la salud.

La editorial no aboga por el uso de ningún protocolo de salud en particular, pero cree que la información contenida en este libro debe estar a disposición del público. La editorial y el autor no se hacen responsables de cualquier reacción adversa o consecuencia producidas como resultado de la puesta en práctica de las sugerencias, fórmulas o procedimientos expuestos en este libro. En caso de que el lector tenga alguna pregunta relacionada con la idoneidad de alguno de los procedimientos o tratamientos mencionados, tanto el autor como la editorial recomiendan encarecidamente consultar con un profesional de la salud.

Diseño de portada: Editorial Sirio, S.A.
Maquetación de interior: Toñi F. Castellón

© de la edición original
2021, Suzanne Powell

© de la presente edición
EDITORIAL SIRIO, S.A.
C/ Rosa de los Vientos, 64
Pol. Ind. El Viso
29006-Málaga
España

www.editorialsirio.com
sirio@editorialsirio.com

I.S.B.N.: 978-84-18531-62-0
Depósito Legal: MA-1290-2021

Impreso en Imagraf Impresores, S. A.
c/ Nabucco, 14 D - Pol. Alameda
29006 - Málaga

Impreso en España

Puedes seguirnos en Facebook, Twitter, YouTube e Instagram.

Cualquier forma de reproducción, distribución, comunicación pública o transformación de esta obra solo puede ser realizada con la autorización de sus titulares, salvo excepción prevista por la ley. Diríjase a CEDRO (Centro Español de Derechos Reprográficos, www.cedro.org) si necesita fotocopiar o escanear algún fragmento de esta obra.

 El papel utilizado para la impresión de este libro está **libre de cloro** elemental (ECF) y su procedencia está certificada por una entidad independiente, no gubernamental, que promueve la sostenibilidad de los bosques.

SUZANNE POWELL

detox

Cuerpo, mente y corazón

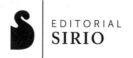

EDITORIAL
SIRIO

{ DEDICATORIA }

Para Dulce, mi querida amiga del alma y compañera zen.

Gracias por confiar en mí y por ser ese faro de luz que guía a quienes necesitan de tu apoyo a través de la Fundación Zentro de Amor México.

Bendigo ese día en que te reconocí como alma hermana y el amor que compartimos desde entonces en beneficio de la humanidad.

Sigue tu corazón, expande tu luz y continúa lo que ya sientes como una misión del alma que te llena de felicidad.

Siempre estaré contigo.

{ ÍNDICE }

Detox

⟩ AGRADECIMIENTOS ⟨

Primero, ante todo, gracias a mi querida amiga Patricia Zapico por ayudarme a juntar todas las piezas de este puzle. Siempre un placer trabajar juntas con alegría e inspiración. ¡Sigamos así!

Gracias a Carlos García Ponce y a la familia de Dulce Cuevas por todo vuestro apoyo y entrega en relación con el trabajo zen incluyendo los cursos, *resets* y ayuda solidaria. Dulce ha encontrado su camino y ahora, con vosotros a bordo, podrá navegar lejos y con la perfecta orientación hacia donde al Universo se le antoje. Mi más profunda admiración a vosotros, que me habéis adoptado en vuestro hogar de amor.

Gracias a Joanna por darme el espacio y el tiempo durante este año para poderme reubicar y reinventar. Mi alma lo pedía a gritos. La lejanía nos ha venido muy bien a las dos, ya que tú también has podido finalmente expandir tus alas e iniciarte como instructora zen. Bravo. Lo has conseguido. Empieza tu nueva vida.

{ PRÓLOGO }

La práctica de la medicina integrativa se basa en tres preceptos fundamentales. Uno es que, en el entendimiento de la enfermedad, se deben considerar, con la enorme complejidad que esto implica, todos los aspectos de la experiencia de ser humano. El siguiente es que, en relación con opciones de tratamiento, la medicina integrativa incorpora todas las disciplinas terapéuticas de validez en los ámbitos biológico, emocional, psicológico, energético y espiritual-metafísico, tanto modernas como milenarias, que tengan pertinencia para la problemática del paciente. El tercer precepto fundamental es el reconocer que el proceso de salud, enfermedad y sanación pertenece mayormente al ámbito interno de cada uno; este proceso no es algo que, en general, se pueda dar desde afuera. Esto último quiere decir que los médicos, terapeutas y el sistema de salud en general son solo herramientas, muchas veces valiosas y especializadas, pero siempre solo herramientas de la persona en su camino a recuperar o mantener su salud y bienestar. La falta de reconocimiento de esta última verdad es muy común en la vida moderna y lleva a muchos a apoyarse en un sistema fallido que genera desempoderamiento y dependencia.

Dicho esto, y dado que tengo su bendición, vale entonces que comparta aquí mi vivencia como médico con Suzanne Powell, quien, a través de su experiencia nos viene enseñando desde hace años a todos —médicos y no médicos— el reconocimiento de esta gran verdad. No hay nivel más alto de evidencia que el de la vivencia.

La sabiduría que Suzanne comparte con nosotros a través de sus libros, presentaciones y cursos, viene principalmente de ahí, de su propia vivencia, en plenitud, de los procesos sobre los cuales nos comparte esa sabiduría y nos enseña. Este libro no es una excepción. Aquí plasma, al compartir su experiencia con el lector, qué quiere decir el asumir uno mismo la total responsabilidad sobre su proceso de salud, enfermedad y sanación. No hay forma más clara de explicarlo.

Me siento muy honrado de ser mencionado en su libro y de tener oportunidad de escribir este prólogo. Mi parte en esta aventura, justamente por el entendimiento que Suzanne tiene de la realidad, fue muy sencilla. Tuve oportunidad de conocerla en persona en Barcelona, en enero del 2018, en unas bellísimas jornadas sobre cáncer abiertas al público. Siendo parte en ese entonces del equipo de Tony Jiménez en *Hope 4 Cancer Clinics*, viajamos con Tony desde San Diego, California, y tuvimos el privilegio de compartir el escenario con ella y otros ilustres ponentes.

Avanzando de ese evento al tema de hoy, a través de una amiga en común volví a contactar con ella. La doctora me comentó que a Suzanne le habían diagnosticado un carcinoma basocelular y, aunque le estaban ofreciendo la posibilidad de una cirugía, estaba explorando otras opciones. Por eso, sabiendo que yo tenía experiencia en otros tratamientos de esta dolencia, le había recomendado hablar conmigo. De hecho, llevo varios años trabajando con una crema que concentra un extracto natural que se obtiene de plantas de la familia de la berenjena, Curaderm BCC. Existen muchos trabajos científicos publicados en los últimos treinta años que establecen claramente que el componente extraído de dichas plantas tiene un poderoso efecto anticáncer, eliminando selectivamente las células anormales sin tener efecto alguno sobre las normales. Según los estudios publicados, este extracto es particularmente efectivo en carcinomas basocelulares y espinocelulares de la piel, como así también en la queratosis actínica; las lesiones cancerosas más comunes en el ser humano. Y así lo ha confirmado mi experiencia y la de muchos otros a lo largo de las últimas décadas.

El acompañar a Suzanne en su proceso consistió, en lo que a mí concierne, simplemente en proporcionarle información científica, apuntarla también hacia otras fuentes de información, contestar a sus preguntas y estar presente para que se apoyara en mi experiencia cuando así lo necesitaba; y realmente disfrutar con gran regocijo del privilegio de acompañar a alguien que en total plenitud, entiende su experiencia y, sin miedo o tapujos, enfrenta todos sus aspectos, buscando apoyo cuando así lo necesita, y utilizando las herramientas disponibles cuando corresponde.

Y así llegó Suzanne a buen puerto, y en este maravilloso libro comparte con nosotros y nos enseña cómo caminar con total plenitud y consciencia este camino que de una forma u otra a todos nos toca. Confirma con esto lo que he observado muchas veces: que somos los cocreadores de nuestra realidad y que, independientemente de las herramientas que elijamos utilizar, asumir la responsabilidad de nuestro proceso de sanación en total plenitud y consciencia es el camino más seguro para llegar a buen puerto; sea este puerto el que tenga que ser.

Dr. Gastón Cornu Labat
www.bioparadigm.com

{ INTRODUCCIÓN }

¿Por qué escribir un libro sobre *detox*? Escribir, para mí, es como una terapia. Cuando sale un tema, como el detox en este caso, significa que hay un motivo personal o un interés general por lo que veo, leo y escucho a mi alrededor.

2020 no fue un año típico y tampoco lo han sido los siete meses que llevamos de 2021. He de reconocer que han sido dieciocho meses de grandes cambios, reflexión, observación, alejamiento de algunos amigos y acercamiento de nuevas personas que se han unido a mi círculo de amistades y a mi mundo zen por un motivo u otro.

La vida se volvió más casera, más sedentaria y, al tener más tiempo disponible, más creativa. Al estar tantas horas a diario en casa, pude pasar más tiempo en la cocina, cocreando con amigos y amigas nuevos platos e ideas para compartir. Empecé a publicar más abiertamente mis creaciones y reflexiones en mi cuenta de Instagram (@suzannepowell222), y parecían gustar mucho. Así, finalmente vino la idea de escribir un libro sobre el detox que hacíamos estacionalmente desde casa. Incluyendo sopas, ensaladas, platos de arroz, pasta, legumbres, purés, curas de frutas, etcétera.

Sin embargo, el factor mente y las emociones también juegan un papel importante en los cambios. La necesidad de soltar, desapegarse, escucharse a uno mismo, la autoobservación, sanar las relaciones y amarse a uno mismo, es tan importante, o más incluso, a la hora de hacer un detox integral —cuerpo, mente y corazón—. El proceso completo llevará a la aceptación, la humildad, la apertura de la mente, la compasión, la empatía y a la propia automaestría continua. El Universo, nuestro Ser, o la vida misma, nos pondrán delante justo aquello que necesitamos aprender. Nadie está siempre arriba ni siempre abajo, sino subiendo y bajando en la rueda de experiencias que ha elegido vivir en su paso por la Tierra. Las circunstancias no son importantes, sino lo que tú eres en ellas. ¿Aceptas tu reto de vida? Cada día serás una nueva versión de ti. Mírate, escúchate y hazte caso. La intuición es tu voz interior que te guía hacia la mejor experiencia para tu evolución.

Libera tu cuerpo de las impurezas acumuladas, libera tu mente de los condicionamientos y los pensamientos negativos, libera tu corazón y dale alas para volar libre desde el amor incondicional, porque solo así estarás siendo quien tú eres realmente: un Ser espiritual viviendo una experiencia humana con todo tu esplendor.

Vuela, ama y canta tu canción.

EL CÁNCER LLAMÓ DE NUEVO A MI PUERTA

Como ha sido siempre en todos mis libros, en las conferencias y en los cursos, me gusta explicar las cosas desde mi propia experiencia. En este caso, en el año 2020, el cáncer volvió a llamar a mi puerta. Para mí, al principio fue un *shock*, no me lo esperaba, e inevitablemente surgieron las primeras preguntas que uno se hace cuando recibe la noticia: «¿Por qué? ¿Por qué yo? ¿Para qué me sirve ahora esta experiencia? ¿Qué tengo que aprender de esto?». A partir de ahí, empecé a ahondar en mi mente sabiendo que por cada problema que surge hay al menos diez soluciones, procurando ser honesta conmigo misma, viendo mi entorno familiar, las dificultades añadidas que suponían las circunstancias del 2020, mi hija y yo sin movernos de nuestro hogar; obviamente saltaban las chispas más de lo normal.

Detox

Uno tiene que entender que el factor principal cuando una enfermedad empieza a aflorar es el estrés. A ese nivel, tengo que admitir que había estrés, físico, mental y emocional, tanto para ella como para mí. Sabía que el primer paso era buscar mi paz y, para tener una mejoría lo más rápida posible, la única solución era buscar una actividad para Joanna, para que ella estuviera ocupada, que pudiera realizarse, sentirse feliz y en la que estuviera dispuesta a involucrarse durante unos meses de mucha incertidumbre que nos quedaban por delante. Ante mi propuesta de que siguiera estudiando, o trabajara, o hiciera un año de voluntariado, ella optó por la tercera. Se aventuró a vivir dos viajes de seis semanas cada uno, primero trabajando como voluntaria en una granja de permacultura en Andalucía, y luego con una estancia de convivencia en un pueblo de Ávila con una pequeña familia.

Después de eso, quiso irse fuera de España, y surgió la oportunidad de viajar más lejos y pasar seis meses en México. Las dos sabíamos que necesitábamos esa distancia para que yo pudiera tener ese tiempo para mí, para mi sanación; y ella, para poder explorar el mundo, conocerse a sí misma, aprender más allá del nido del hogar, madurar y saber que puede arreglárselas lejos de los confines de una casa con todas las comodidades y sin mayores exigencias. Para mí, ese tiempo fue un regalo, porque así pudimos sanar nuestra mente y nuestro corazón. Fue el primer paso para darme cuenta de la necesidad del detox, no solamente a nivel físico, sino a nivel mental y emocional.

Rebobinando un poquito hacia el pasado, y mirando fotos antiguas, encontré el primer momento en el que me surgió una pequeña lesión en la frente: fue a principios de agosto de 2019. Estaba de viaje en Irlanda visitando a la familia, nos hicimos un montón de fotos. Al verlas, de repente recordé esa supuesta picadura de insecto, que estaba segura de que iba a desaparecer con el tiempo. No llevaba remedios naturales encima, con lo cual simplemente la traté a base de paciencia e hidratar la zona. Volví a España con el mismo picorcito y, nada más llegar a mi casa empecé a aplicarme aceites esenciales como el de incienso, lavanda, copaiba... Parecía que mejoraba, pero resurgía. Así el proceso no terminaba de ir a peor, pero no dejaba de estar presente en mi frente. No le di mucha importancia porque llevaba flequillo y el granito no llamaba la atención a nadie. Si hubiese sido en la punta de la nariz me hubieran hecho preguntas. De esa manera, fui disimulando.

Creo que, en algún momento, me harté y pensé en explotarlo, como hacen los jovencitos. Con esa pequeña travesura, muy desaconsejable, se abrió un agujerito. Pensé que sería beneficioso para que el aceite de incienso llegase más profundo. Curiosamente, se formó una costra que se secaba y se caía. Creía que era el fin de la historia, pero la rojez volvía a surgir. No fue hasta finales de octubre cuando una amiga, que es médico, alumna mía de los cursos zen, y trabaja en el centro médico que me corresponde a mí por cercanía de residencia, me escribió por otro motivo y le pregunté qué opinaba de esa lesión. Me dijo que lo consultaría con un dermatólogo, y luego me aconsejó que me lo hiciera mirar, que no parecía nada serio, pero que era mejor no ignorarlo.

Envié un *email* a mi médico de cabecera, y él me respondió diciendo que me llamarían del hospital para darme cita. Efectivamente, así fue, y me la daban para dentro de siete meses. Con eso yo pensé: «Ah, ya ves, el Universo dice que no es nada serio, sigue con tus métodos, el médico no ha visto motivo de urgencia, puedes estar tranquila». Por otro lado, lo comenté con otro amigo médico zen, Mario, quien, no conforme con esperar siete meses, decidió acompañarme de la mano a una dermatóloga muy agradable, comprensiva y muy abierta de mente.

Diagnóstico: un tumor maligno, carcinoma basocelular. Ella me aconsejó cirugía, pero me dijo que estuviera tranquila, que no era cuestión de salir corriendo y operarse al día siguiente, pues son lesiones que crecen muy lentamente. Aprovechando que la tenía delante, le comenté acerca de una tintura a base de berenjena macerada en vinagre de sidra, sobre la que yo había hecho mi propia investigación. Ella me dijo que, como tardarían en darme cita, podría aprovechar para probarla. Se hace cortando la berenjena –preferiblemente de cultivo ecológico– en trocitos cuadrados, y se deja macerar en vinagre de sidra unos cuatro o cinco días en el frigorífico, removiendo de vez en cuando. A partir de ese momento, se aplica a ratitos en la lesión y ya está.

Me dijo unas palabras que a mí me tranquilizaron: «Recuerda, Suzanne, que siempre estás a tiempo para operarte». Esta tintura es compatible con justo ese tipo de tumores malignos, según los testimonios y experiencias que he leído muy positivas sobre su uso. Le había comentado también que había una crema, llamada *Curaderm*, que ella desconocía, que contiene extracto de berenjena mezclado con ácido acetilsalicílico. Le pasé la documentación y me comentó que podría ser interesante. Al salir de la consulta, opté por hacerme caso a mí misma —a pesar de los consejos de mi amigo Mario de operarme, porque me aprecia mucho— y recurrir primero a esta solución casera, y como segunda alternativa, a la crema si fuera necesario.

Una cosa que me llamó mucho la atención cuando fuimos a la consulta de la doctora fue que en el aparcamiento de al lado del edificio había un coche con el número de matrícula 1111. Mi amiga Patricia y yo nos quedamos con la boca abierta, y pensamos: «Debe de ser una señal, todo va a ir bien». Para que Mario se quedara tranquilo, envié la nota de la doctora con el diagnóstico a mi médico. Casi de inmediato, recibí una respuesta alarmante: «Deberían haberte citado antes de quince días, ha habido algún error, acabo de solicitarte consulta con cirugía por sospecha de malignidad; eso quiere decir que tienen que verte antes de dos semanas». ¡Caramba! Me pregunté por qué habría habido ese supuesto error. Tal vez un truco del Universo para evitar las prisas y la precipitación.

Al día siguiente de recibir el email de mi médico, me hicieron una llamada del hospital para darme la cita: era el 10/11, a las 11:11 horas. Hice la visita al dermatólogo. Me dijo que en un mes me darían fecha para la operación, ya que había lista de espera. Sin embargo, nada más salir del hospital, me llamaron de cirugía plástica para darme fecha y hora para la operación. En ese momento, no podía pensar con claridad y les dije que prefería esperar. Me dejaron en la lista de espera en vez de operarme de inmediato. En el acto, tomé la decisión de seguir adelante con mi plan A.

Llegó el año 2021, y yo con menos ganas aún de pisar un hospital y pasar por cirugía con todas las movidas y restricciones del protocolo COVID-19, mientras recibía llamadas del hospital para ofrecerme una cita para la intervención. En todas las ocasiones la rechazaba porque no estaba convencida, ni decidida ni sentía que tenía que pasar por esa cirugía todavía. Estaba probando el vinagre con berenjena, y también estaba combinándolo con aceites esenciales. Estaba haciendo modificaciones en mis hábitos, en mi dieta, practicando el detox, y empezando a encontrar mi paz interior. Solo sentía que necesitaba tiempo, y más tiempo.

Hasta que finalmente me llamaron del hospital para darme un ultimátum: si no aceptaba en ese momento, me quitarían de la lista de espera. Era miércoles y habían programado la cirugía para ese mismo viernes a primerísima hora de la mañana. «No puedo, es muy temprano», les respondí. Y me dijeron que había otro hueco a las nueve y media de la mañana. «¿Qué hacemos?», me preguntaba la pobre administrativa del hospital, que estaba muy nerviosa porque llevaba meses rechazando cada propuesta que ella me hacía. «Es la última vez, ¿qué hacemos?». Esa mañana yo le había pedido una señal clara al Universo, así que le solicité a aquella mujer que me permitiera esperar un ratito más antes de contestarle. Me puse a meditar y esperé su llamada. Cuando contesté al teléfono me confirmó definitivamente la cita para la operación dos días después a primera hora de la mañana. Al decírmelo y verlo tan cerca, sentí de repente la claridad mental que necesitaba respecto a mi decisión, esa era la señal que había pedido. Así que le dije que sentía la tardanza en responderle, pero que finalmente había decidido no operarme. Y con esas palabras terminamos la conversación. Cuando finalmente colgué el teléfono, me quedé sentada y sentí mucha paz. En ese momento, supe que iba a dar otro paso.

Tras el diagnóstico y durante mis meses de investigación, cuando encontré la tintura de berenjena, había estado hablando también con médicos integrativos. Uno de ellos me recordó un congreso al que habíamos asistido, en el que había conocido a un doctor llamado Gastón Cornu. Justo se había sentado a mi lado en primera fila, junto con el doctor Antonio Jiménez, ya que ambos habían viajado desde los Estados Unidos para participar. Tuvimos ocasión de charlar un buen rato y me había comentado que él era justamente experto en carcinoma basocelular, y que hablaba de la crema *Curaderm*, por sus efectos increíbles sobre ese tipo de lesión. Explicaba cómo esa crema, con sus principios activos extraídos de la berenjena, es capaz de penetrar la lesión y, literalmente, devorar el cáncer, respetando las células sanas y creando una regeneración de los tejidos, una vez terminado el proceso, para luego cerrarse la lesión, lo que permite evitar la cirugía.

El que ha terminado siendo prologuista de este libro, el doctor Gastón, y yo nos pusimos en contacto y le dije que me gustaría iniciar ese proceso. Él me prometió que me acompañaría todo el tiempo, aunque vivía entre España y Estados Unidos, para asegurarse de que yo tuviera el mayor respaldo posible de un profesional médico, de un experto en la materia. Yo le dije: «Como no tengo nada que perder, si esto funciona será un nuevo descubrimiento en mi camino como "laboratorio humano" (un laboratorio algo atrevido, la verdad), sin mayor interés más allá de mi propia curiosidad». Afortunadamente, la naturaleza siempre nos puede aportar sus principios activos».

Estaba ilusionada con poder empezar y en pocos días me llegó la crema. El proceso comenzó el viernes

26 de febrero de 2021. Decidí llevar un diario de toda la experiencia, hice fotos todos los días y se las enviaba a Gastón, quien ahora tiene un fotorreportaje de cuatro meses. Me siguió todo el tiempo con absoluta y total fascinación. Hubo momentos en que la lesión tenía la forma de un corazón, otras en las que parecía la cara de un pingüino, lo que tomé como un guiño del Universo. Cosas que me hacían gracia porque le quitaban hierro al asunto, pues he de confesar que fue bastante difícil ver cómo se iba abriendo un pequeño cráter en mi frente, cada vez que me quitaba la cinta quirúrgica para hacer la limpieza. Menos mal que solamente tenía que ponerme la crema dos veces al día, por la mañana y por la noche, e ir haciendo una correcta higiene y limpieza de la zona. Como tenía flequillo, la cinta quedaba disimulada y nadie sabía realmente qué pasaba ahí debajo, no tenía que ir dando explicaciones a los curiosos. Decidí dejarme un flequillo más tupido, más recto, más estilo Cleopatra; cuando hacía mis directos en Instagram la gente me decía, sobre todo las mujeres: «Nuevo estilo, qué guapa». Me planchaba el pelo, me lo cortaba por encima de los hombros y pensaba: «Si supieseis por qué estoy haciendo esto».

El final de la película llega el 26 de junio, justo cuatro meses después de su comienzo. Duró tanto porque la lesión tenía ya dos años realmente. La crema había estado haciendo un efecto satélite, buscando las células cancerosas alrededor de la lesión y también en lo profundo de los tejidos cercanos. Yo confié al cien por cien, porque Gastón me iba dando ánimos diciendo que todo era normal y que siguiera adelante. Hasta hablé con el médico integrativo Juan Carlos Durán, cuyo criterio respeto mucho, y él me dijo que le parecía fascinante lo que estaba viviendo con esta crema y que le mantuviese informado. Me dijo: «Mira Suzanne, ¿sabes qué? Escribirás un libro sobre el proceso». Efectivamente, aquí estoy, compartiendo mi experiencia de sanación de una lesión de cáncer en la frente.

Hay que estar preparado y tener un experto al lado, como yo tuve, para que te advierta sobre lo que está por venir. También decidí leer el libro *The Eggplant Cancer Cure*, de Bill E. Cham, y pude ver fotos y videos del proceso en otros pacientes, así que estaba más que preparada. La crema escuece mucho cuando se aplica, sin embargo, aprendes a esperar ese dolor y a aguantarlo los pocos minutos que dura. Puede ser muy molesto, pero es transitorio y solo en el momento mismo de la cura y la aplicación. Lo que más me molestaba al principio era quitar el esparadrapo porque me arrancaba todos los pelitos, hasta que no quedó ni uno. Aparte de eso, viendo el resultado final, sé que ha sido la decisión correcta y me alegro mucho de haber dado ese paso y de poder contar mi historia con final feliz.

Tengo que confesar que estos meses se me hicieron eternos. Muchas veces pensaba: «Tenía que haberme operado y listo, cicatriz en la frente y ya está». Otros médicos me habían dicho que podían quedar cicatrices muy feas y que algunas lesiones pueden causar deformidades, afectar a terminaciones nerviosas, provocar tics en la cara, o puede que no arrastren todo el cáncer y, si la lesión tiene un centímetro, tienen que abarcar mucho más tejido alrededor de ella por si acaso. Por lo cual, a veces entras en el quirófano con algo pequeño y sales con una cicatriz muy fea. Pensé que podría haber sido algo mucho más fácil, y me preguntaba por qué me había metido en ese proceso. No se trataba solo de mi propia sanación, iba mucho más allá. Se trataba de algo que no solo me afectaba a mí. ¿Quién va a tener realmente ganas de meterse en un quirófano o seguir un protocolo si hay otras soluciones? Tuve muchas dudas, y si Gastón no me hubiera acompañado en el proceso, no habría superado los momentos de debilidad. Creo que en el fondo yo sabía, mi alma sabía, que estaba haciendo lo correcto. No digo que fuese fácil. No, fue bastante difícil y mucho más largo de lo esperado. Gastón me había comentado entre seis y ocho semanas, pero lo que ocurrió fue que la lesión se abrió hacia un lado y luego se cerró. Justo cuando se cerraba yo pensaba que ya estaba finalizado, pero la crema iba buscando en el otro lado y salían pequeñas hendiduras. Gastón me decía dónde ponerme más crema, aquí y allá. Cuando aparecía alguna pequeña grieta yo me ponía la crema y de repente la grieta se abría unos cuantos milímetros más. Vuelta a empezar, el proceso se prolongó. De todas formas, entendiendo cómo funciona la crema, eso es bueno. Con un cáncer de piel de esas características, la cirugía no es garantía de que se acabó. Hay que seguir con las revisiones, hacerse biopsias de control, y tienen que pasar años para que el dermatólogo dé por terminado el proceso.

Fácil no es. Es apasionante y emocionante, y la mayor ventaja de haber usado este método es que yo he tenido el control y lo he realizado en casa, con la comodidad de vivir el proceso yo sola, con la crema, con mi jabón, mi higiene. Fue un aprendizaje: saber cómo es una lesión de este tipo, cómo responde a algo tan sencillo como una crema. Quien esté interesado lo puede investigar, hay mucha documentación en Internet y vale la pena, al menos, saber de su existencia. Insisto, es solo para carcinoma basocelular o espinocelular. Sé que Gastón ahora tiene muchísima más experiencia y está en contacto con el inventor de la crema, Bill E. Cham, un investigador de ascendencia china nacido en Curaçao, que actualmente vive en Port Villa (República de Vanuatu, en la Polinesia). Tiene la planta de producción en Brisbane, Australia, y ha acumulado miles de testimonios de resultados muy favorables y sin reaparición de las lesiones en la zona tratada. Tuve, de hecho —gracias a Gastón— la fortuna de poder conocerlo recientemente a través de una videollamada por Zoom y, así, pude contarle mi testimonio en vivo.

Por cierto, los médicos me comentaron que lo más seguro es que el cáncer de piel lo haya desarrollado por un abuso de exposición al sol y a su radiación. Mi piel es sumamente blanca —soy irlandesa—, así que no es de extrañar que esa haya sido la raíz del problema. Empecé a tomar el sol cuando vine a España con apenas dieciséis años, un verano durante dos meses, sin protección y sin conciencia. Recuerdo perfectamente estar pelando tiras de piel casi como un vicio, después de haberme quemado, cosa que ocurría a menudo. Obviamente, cuando me trasladé a vivir a Barcelona, aprovechaba cada oportunidad de estar al sol, bien en la playa o bien en la piscina. También en invierno estaba expuesta, ya que iba a esquiar y mi cara, cuello y brazos recibían todo el sol intenso de la alta montaña. Del mismo modo, cuando me convertí en deportista de largas distancias, tanto en los entrenamientos como durante las competiciones, pasaba largas horas bajo el sol, muy expuesta a su radiación en la mayoría de los casos.

He aprendido que más vale prevenir que curar, ya que la radiación tiene un efecto acumulativo y, tarde o temprano, te pasa factura. Mi lección: huye del sol en las horas de mayor intensidad y protege tu piel tanto por dentro como por fuera, con una alimentación sana y suplementos nutritivos como por ejemplo el betacaroteno, la vitamina C y un complejo de antioxidantes.

ESCUCHA A TU CUERPO, ÉL SABE ELEGIR

Para poder hacer un detox tenemos que tomar conciencia de que lo necesitamos. ¿Cómo saber que necesitas un detox? Lo primero, porque el aparato digestivo ha salido de la zona de confort. Ya no vas tan bien al baño, las digestiones son pesadas, tienes gases, hinchazón, reflujo, dolores, meteorismos. Puede que incluso tengas molestias en cualquier punto del aparato digestivo, desde la boca y hasta el recto. Es muy importante darle tiempo para que los órganos de eliminación como la vejiga, los riñones, el hígado o el colon puedan liberarse de las impurezas. La única manera de conseguirlo eficientemente y que el efecto sea duradero es realizando algún tipo de práctica de desintoxicación, bien sea una monodieta, un ayuno, un semiayuno, el ayuno intermitente, o una alimentación selectiva, como comer solo alimentos crudos o eliminar por un tiempo todos los productos de origen animal, incluidos los huevos.

Cuando el cuerpo está limpio de toxinas recupera su sabiduría para distinguir qué le favorece y qué le hace daño. Sí, es como cuando un pediatra vacuna a un bebé. Si administra todas las vacunas a la vez y el bebé tiene una reacción, el pediatra no sabrá a cuál ha reaccionado mal y qué antídoto darle. En cambio, si las administra de una en una y espera un tiempo, sabrá si el bebé ha tenido una reacción o no. Sirve para comparar. Si limpiamos la pizarra vamos a poder discernir en cuanto a la ingesta de alimentos y los tóxicos que pueden estar entrando en el cuerpo produciéndonos una reacción. Y al mismo tiempo saber si los síntomas son debidos a alimentos, a factores ambientales, o al estrés. Hay que tener muy en cuenta que cuando uno está bajo el efecto del estrés se compromete la producción del ácido clorhídrico que es lo que genera el estado ácido en el estómago para digerir las proteínas. Cuando se reducen estos niveles, que forman parte de los jugos gástricos, entonces la digestión va a ser muy dificultosa porque las proteínas necesitan ese baño de ácido. Si no se produce la digestión completa, entonces el organismo sufrirá una putrefacción intestinal. Uno sabe cuándo tiene esa reacción pues va al baño y huele, literalmente, a podrido.

Cuando estamos estresados es preferible no comer nada o simplemente ingerir alimentos muy ligeros como las frutas, verduras o ensaladas, y procurar que el cuerpo no tenga que digerir carne, pescado o alimentos muy concentrados porque no tendrá la capacidad digestiva que tiene una persona libre de estrés.

{ EL CONFORT DIGESTIVO }

La digestión cotidiana es un proceso continuo. La gente hoy en día se ha olvidado de darle un descanso al aparato digestivo. De hecho, comemos demasiado. Un niño en plena edad de crecimiento es una persona mucho más dinámica, activa, y todo su cuerpo está en constante desarrollo para convertirse en un adulto con el tamaño adecuado. Por eso los niños comen más veces al día. Sin embargo, una persona que ya ha crecido al tamaño de un adulto necesitará comer menos o comer más según su nivel de actividad. Cuando ya se llega a una edad en que la vida es más sedentaria no necesitamos tanto aporte de calorías y, además, el metabolismo va cambiando según vamos envejeciendo, con lo cual la demanda de calorías es menor cuanto mayores nos vamos haciendo.

Es preferible comer cantidades pequeñas. Si tienes hambre, come. Si no tienes hambre, no comas. Debes comer más o menos la misma cantidad de alimentos crudos que de alimentos cocinados, por el beneficio de las enzimas presentes y la capacidad de aportar fibra y arrastrar a través de ella los tóxicos que se acumulan en el intestino. Por eso, es muy importante darnos ese respiro de vez en cuando. Cuando sientas hambre, hidrata el cuerpo para no aportar una sobrecarga de calorías. El cincuenta por ciento de alimento crudo y el cincuenta por ciento de alimento cocinado ayudará a volver al peso natural; se puede oscilar a gusto según el resultado requerido.

Cuando hace mucho calor no sentimos la necesidad de comer alimentos muy concentrados, pero en invierno es todo lo contrario; el cuerpo pide potajes, platos de arroz…, porque con el frío necesitamos más aporte calórico. Así que en el verano vamos a regalarle al cuerpo más hidratación a través de frutas frescas y hortalizas, ensaladas, gazpacho, y más hidratación a través de zumos, jugos y bebiendo más agua, procurando no deshidratarnos. En el verano es mucho más fácil hacer un detox. En cambio, en invierno nos apetecen más los alimentos más concentrados, calientes, sustanciosos. Los mejores meses para hacer un detox serían los de primavera, verano y otoño. Eso no descarta la posibilidad de hacer una cura estacional en el invierno, cuando apetece por ejemplo hacer una monodieta de naranjas o mandarinas. Es muy aconsejable porque en invierno sobrecargamos el organismo con demasiados carbohidratos y grasas. Es bastante fácil de hacer, pero tenemos que aplicarnos más para poder compensar un poquito la bajada de temperatura debido a la falta de alimentos concentrados.

Realmente no hay excusas. Si uno es consciente de su salud y de la importancia de esta, con un poquito de información se puede hacer una desintoxicación fácil que no limita tu actividad diaria, tu posibilidad de ir a trabajar o atender a tu familia, y de participar en actividades deportivas siempre que no sean muy extenuantes. Escucha a tu cuerpo y préstale atención: ¿cuánto es suficiente para ti? ¿Cuánto puedes soportar? Obviamente, cuando es la primera vez tiene que haber una preparación, no es suficiente con querer. Es preferible hacer un mes o al menos un par de semanas de preparación, eliminando los alimentos procesados; reduciendo la ingesta de sal, reduciendo la ingesta de carnes, quesos; eliminando la leche de vaca por completo (si puede ser). Al tiempo, ir sustituyendo ese tipo de alimentos por vegetales, frutas y más alimentos crudos para que el cuerpo de forma natural vaya haciendo una desintoxicación poco a poco. Eso hará que las toxinas de desprendan de los tejidos y pasen al torrente sanguíneo para empezar a eliminarse a través del sudor, las heces y la orina. Incluso podemos notar que tenemos mal aliento, nos pueden salir granitos en la frente o la espalda porque nuestra piel también es un órgano de eliminación.

Durante ese tiempo podemos apoyarnos en la ayuda que nos prestan suplementos como el cardo mariano para el hígado, o el ácido alfa lipoico, y también con alguna multivitamina mineral que ayude a optimizar el funcionamiento de nuestro organismo para que esté más preparado a la hora de realizar un detox más profundo. Consulta siempre con un profesional qué es lo que más te conviene. Así que, si una persona nunca ha hecho un detox en su vida, necesita una preparación. Si no es así, la movilización de las toxinas del cuerpo va a ser como una tormenta de impurezas que entrarán en su torrente sanguíneo y no podrá soportar los efectos que esto conlleva. Puede tener mucho dolor de cabeza, posibles mareos, quizás incluso ganas de vomitar. Otros síntomas son diarrea o estreñimiento, dolores intestinales, gases y mucho malestar. Si eso pasa, ¿qué va a hacer? Abandonar a la primera, porque no va a comprender el proceso.

La fórmula para prepararse para un detox sería la de proceder a la eliminación de aquellos alimentos que no nos favorecen, seguida de la sustitución por alimentos que estimularán la eliminación de tóxicos y de la suplementación con productos naturales como el cardo mariano. Sí, sobre todo cuando la persona tiene mucho sobrepeso y ha consumido muchos alimentos que intoxican o sobrecargan el hígado. Hay que darle un respiro al hígado un poco antes de empezar con la desintoxicación. Si está sobrecargado, no funcionará como es debido y no será capaz de procesar esas toxinas que tendrán que eliminarse a través de la piel o de otros órganos.

{ PREVENCIÓN Y CURACIÓN }

Recurriremos a un detox tanto para la prevención como para la curación. Al igual que después de un día ajetreado necesitamos descansar, nuestro aparato digestivo también lo necesita. Cuando el aparato digestivo está en reposo, el mecanismo de desintoxicación se pone en marcha. Realmente, si estableciéramos unos buenos horarios para las comidas, haríamos más tiempo de ayuno, pues cenaríamos temprano y desayunaríamos más tarde. Así pasaríamos al menos doce horas sin ingerir alimentos. No haría tanta falta hacer desintoxicación, pero esa no es la realidad para muchos porque nada más levantarse desayunan fuerte, van al trabajo o la escuela, a media mañana pican algo otra vez, a la hora del almuerzo vuelven a comer, a media tarde se toman un *snack* o meriendan, y luego cenan bastante tarde. Con esta pauta, la persona termina comiendo unas seis veces al día y lo que ocurre es que mientras el estómago está digiriendo, normalmente no se eliminan las heces por el colon. Esto provoca que esa persona esté cargando con los residuos durante días y días sin evacuar porque no hay ningún tipo de descanso en el intestino, ya que mantiene al sistema digestivo trabajando constantemente.

Por eso los desechos y las impurezas se almacenan como si fueran depósitos de toxinas, para que no hagan daño a los órganos vitales como el corazón o el cerebro. El organismo espera un descanso fisiológico para poder ocuparse utilizando la energía vital durante ese descanso para su eliminación. Siempre es bueno reajustar los horarios o practicar el ayuno intermitente. Mientras tanto —si la agenda no nos permite este reajuste— de vez en cuando, aunque sea en fin de semana, aprovecharemos para hacer un detox. Aunque, siendo realistas, es precisamente en fin de semana cuando más excesos cometemos, porque nos juntamos con la familia, salimos de fiesta, comemos fuera de casa, estamos de viaje, y comemos de más en compañía de otros a modo de relax y celebración. Uno tiene que buscar cuál es el día más apropiado para poder darle ese descanso fisiológico al aparato digestivo.

Si gozamos de buena salud, también es recomendable hacer un detox de vez en cuando a modo de prevención. Cuando yo era más joven guardaba un día de ayuno a la semana, los miércoles. Y ahora sigo haciéndolo, los lunes solo tomo agua. Ese ayuno tiene una duración de treinta y seis horas. No cocino, no friego platos. Un día en el que me siento perfectamente y que puedo dedicar a tocar música, cantar, bailar, pasear, estar con amigos, ir al cine... Ahora no iría a jugar al *squash*, por ejemplo, pero sí lo hacía de joven y me encontraba con más energía que nunca. Cuando llegaba ese día de ayuno, que para mí era siempre los miércoles, me levantaba por la mañana diciendo: «¡Qué bien, hoy toca ayuno!» y me iba al trabajo, daba clases hasta las cinco, pasaba por casa, me cambiaba de ropa, iba a las charlas que nos daba Marc Ams sobre alimentación (mi naturópata en aquel entonces) y salía de la charla con los amigos afines, que también estaban de ayuno ese día e íbamos al cine cada uno con su botella de agua.

Eso ayuda mucho, es un punto muy a favor el de acompañarse en el detox o en el ayuno de otras personas que están haciendo lo mismo el mismo día que tú. Tengo que confesar que, muchas veces, si hacía el ayuno yo sola porque estaba de vacaciones o mis amigos no me acompañaban, era más fácil llegar a la noche y abandonar diciendo: «Bah, ya está bien, me voy a comer un plato de fruta». Pero así desaprovechaba el resto de tiempo que correspondía, que podrían ser diez o doce horas más de ayuno, todas las horas de dormir. Son las horas en que no se tienen tentaciones de comer, estás aprovechando el descanso y el cuerpo, cuanto más alargues el ayuno, más profundamente va a hacer esa limpieza. Ese día me acostaba pronto y a la mañana siguiente salía del ayuno con un zumo de piña que me aportaba un gran subidón de energía, ya que es muy enzimático.

El beneficio del ayuno en las primeras doce/veinticuatro horas es bastante superficial, pero cuanto más tiempo pase verás que en la lengua aparece una capa blanquecina y sientes la boca pastosa, la orina se oscurece, se concentran las toxinas y el olor corporal puede acentuarse. Cuanto más se van eliminando esas toxinas más agua se tiene que tomar para diluirlas y que sea más fácil eliminarlas del cuerpo. No tenemos que privarnos de esa hidratación porque, si no, las impurezas se concentran más en la sangre, la cual al llegar al cerebro cargada de toxinas provoca esa sensación de mente turbia, embotada, ofuscada y con falta de claridad. Ese estado de pesadez, letargo, cansancio, ganas de dormir. En cambio, si nos movemos y bebemos, las toxinas circulan y se eliminan con mucha más facilidad. De ahí la importancia de la hidratación y el ejercicio. Pero si el cuerpo te pide una pequeña siesta, no te prives de ella. Y si meditas, tus meditaciones van a ser mucho más profundas y placenteras porque tu cuerpo no está ocupado con la actividad de la digestión y la evacuación.

{ EL DETOX }

¿QUÉ ES UN DETOX?

El concepto *detox* se ha puesto de moda últimamente y se ve mucho en redes sociales, e incluso hay autores que están publicando información sobre sus propias experiencias.

Tal y como suena, *detox* es un término inglés que hace referencia a todo lo relacionado con la desintoxicación. Consiste, básicamente, en una limpieza. ¿Por qué tenemos que limpiar el cuerpo? A lo largo de los años, el cuerpo está haciendo un constante esfuerzo para eliminar las toxinas. Al final del proceso digestivo, a través de los riñones y la vejiga, eliminamos los desechos que son hidrosolubles. A través de las heces también eliminamos los demás desechos en su forma sólida, incluyendo las toxinas solubles en grasas.

A lo largo de todo este proceso, con el paso de los años, vamos perdiendo la capacidad de eliminación fácil, rápida y eficiente debido a que el metabolismo cambia. En una persona joven es mucho más rápido y fácil debido a que las digestiones son muy eficientes y a la gran actividad que se ejerce a lo largo del día. En cambio, con los años la vida se vuelve más sedentaria, hemos ido acumulando malos hábitos, y la eliminación de las toxinas se complica.

Un mecanismo muy inteligente del cuerpo es que, cuando no puede eliminar las toxinas liposolubles de forma inmediata, las almacena en grasas alrededor de los órganos y debajo de la piel. Las impurezas hidrosolubles se mantienen en el cuerpo a través de la retención de líquidos. O sea, lo que hace el cuerpo es diluir las sustancias tóxicas para evitar que puedan afectar a los órganos vitales como el corazón o el cerebro. Esta grasa se va almacenando y va acumulando cada vez más toxicidad, hasta que finalmente el cuerpo se enferma. Como la naturaleza es muy sabia, con solo observar a nuestras mascotas podemos ver cómo ellas, en cuanto tienen un poquito de fiebre o malestar, dejan de comer, pero siguen bebiendo. Como mucho, buscan plantas para purgarse, y es así como limpiarán su organismo. De la misma manera, los bebés y los niños pequeños, si les dejamos que hagan el proceso de forma natural, también van a rechazar cualquier cosa que no les apetezca. Son muy sabios y se dejan llevar por su sentir. Otra cosa es que los familiares insistan en que el bebé o el niño pequeño coma, por miedo a que se quede sin energía y pueda tener un problema mayor, pero eso es antinatural.

Cuando yo llegué a España, como expliqué en mi libro *Alimentación consciente*, traje conmigo varias enfermedades. Entre ellas, alergias múltiples, problemas digestivos, hinchazón, gases, un cáncer, fatiga, tristeza (por no decir depresión), asma, problemas cutáneos y una larga lista. En mi programa de vida me tocó aprender a cuidar de mí misma, ya que no me apetecía entrar en la dinámica de tomar medicación, tal y como había visto en mis propios familiares en Irlanda. Como persona curiosa, siempre me ha encantado investigar, leer, estudiar, y eso me empujó hacia una lectura más específica. Tuve la suerte de caer en manos de un terapeuta, el doctor Marc Ams, en Barcelona. Cada miércoles por la tarde, empecé a asistir con personas afines a sus teorías a sesiones informativas sobre un sistema que se llama *higienismo* (filosofía de vida basada en la autoregeneración y recuperación de la salud del cuerpo humano a través de una alimentación natural y sana). A partir de ahí, cambió mi vida, y con ella, mi dieta y mi relación con la comida. Empecé a tener un grupo de amistades con las cuales fue muy fácil hacer la transición, ya que todos estábamos en el mismo camino: la búsqueda de la salud y el equilibrio. Y hasta el día de hoy, más de treinta años después, sigo compartiendo experiencias con algunos de ellos, todos muy sanos, fuertes, y con hijos que siguen la misma línea.

Detox

Recuerdo que cuando empecé con Marc Ams, yo personalmente le hacía gracia por ser irlandesa, rubia y con ojos azules. Le encantaba sacarme como ejemplo de pura obediencia, ya que tomaba al pie de la letra todas las pautas que me proponía. Se ofreció para pasarme consulta, así que cada cada mes disfrutaba de su asesoramiento, su guía y su amistad, todo al mismo tiempo. Desde el corazón, ofreció su ayuda para que yo pudiese sanar. No tardé nada en recuperar mi vida y solo tengo palabras de agradecimiento por todo lo aprendido. Devoré prácticamente la totalidad de sus libros y sigo practicando lo que él me enseñó, aunque de forma más relajada, adaptándolo a mi estilo de vida, y a lo que he aprendido este año para ser un poquito más flexible.

La escuela de Marc Ams siempre ha sido bastante estricta en cuanto a las pautas que marca el antiguo higienismo y a todas las practicas que quizás hoy en día pueden resultar un poquito difíciles de seguir en la vida moderna. Tengo un gratísimo recuerdo de aquellos días, no me importaba nada entregarme al cien por cien a todo lo que él me indicaba porque me sentía muy bien. El mero hecho de hacer desaparecer mi asma fue para mí una gran bendición. El cáncer remitió por completo, lo que dejó a mis médicos allá en Irlanda completamente perplejos. Tampoco esperaba que ellos, en aquel entonces, entendiesen mi nuevo estilo de vida. Me quedo con su frase: «Es imposible que esto que estás haciendo haya conseguido este resultado, pero algo está funcionando, así que tú sigue». Y así es como se despidieron de mí.

Por eso quiero exponer mi propia experiencia de detox, compartiendo lo aprendido, lo experimentado y lo disfrutado, para que quien quiera vea que es posible, que es factible y que se puede disfrutar enormemente a lo largo del proceso. Para ello, y para obtener los mejores resultados, es importante comprenderlo.

Todo el mundo piensa que es solo para personas enfermas, pero yo digo que todos deberíamos darle ese descanso fisiológico a nuestro cuerpo. Si no lo podemos hacer durante treinta y seis horas cada semana, hagámoslo al menos periódicamente. Con la entrada de cada nueva estación podemos hacer una limpieza para la renovación, y así el cuerpo lo va a agradecer. Hay diferentes grados de detox, pero siempre se puede simplificar. Os voy a llevar de la mano para guiaros y facilitaros el proceso para que luego podáis seguir compartiendo la información entre vuestros familiares y amigos, quienes van a sentir mucha curiosidad al ver vuestros cambios. Así que, ¡manos a la obra! Vamos a arrancar con lo más fácil.

Cuando empezamos un proceso de desintoxicación por primera vez, lo primero que tenemos que hacer es limpiar el intestino, eliminando de nuestra dieta aquellas sustancias o alimentos que puedan estar haciendo daño. Un plan detox siempre va a empezar con esa pauta: ¿qué me está haciendo daño? Lo primero que haremos será descartar la leche y los quesos de vaca.

También las carnes saturadas, sobre todo la carne de cerdo y los embutidos. El azúcar industrial en forma de caramelos, bollería, productos de pastelería. Los alimentos procesados, como la comida rápida envasada o congelada. Eliminaremos también el tabaco, el alcohol y el café, o haremos todo lo posible por eliminar esos hábitos. Al principio buscaremos sustitutivos, para no romper de golpe a nivel psicológico con los hábitos y la dependencia. ¿Estás dispuesto a hacer algunos cambios? ¡Ánimo!

De todas formas, en el proceso de la desintoxicación, cuanto más limpio esté el cuerpo menos apetece ese tipo de sustancias. Curiosamente yo lo descubrí porque era bastante adicta al azúcar, me encantaba ir siempre con el bolsillo lleno de tofes de la Viuda Solano, de chocolate, de caramelos... Mis caprichos desde que era pequeñita se basaban en los dulces. Aun así, en aquel entonces no eran tan nocivos como lo son hoy en día, cargados de aditivos, colorantes y saborizantes tóxicos. En cualquier caso, si ya te ves capaz de ir apartando lo nocivo poco a poco, no hace falta que seas drástico, pero al menos sí has de proponerte ir eliminando ciertas cosas para luego ir descubriendo la salud. Con esto ya estás en un buen punto de partida para iniciar un detox en tu vida.

ACTIVIDAD FÍSICA E INTELECTUAL DURANTE UN DETOX

Hay personas que consideran que por estar haciendo un detox su rendimiento intelectual o su capacidad física se pueden ver disminuidos. Esto no es así, nada más lejos de la realidad. Dependerá de la actividad física que tengan que realizar, obviamente, pero una persona en détox puede ejecutar perfectamente un trabajo físico duro, como es el caso de un albañil en una obra, y puede practicar ejercicio moderado (una clase de aerobic muy vigorosa no sería lo más adecuado). Yo jugaba a *squash* porque tenía veintipocos años y me sobraba energía. De hecho, todas mis maratones y actividades deportivas de larga distancia las he hecho siempre en ayunas y no comía hasta las cuatro o cinco de la tarde, solo me ocupaba de cubrir la hidratación. Hablamos de actividades deportivas de mucho desgaste y exigencia durante tres horas o más: duatlones, triatlones, medias maratones, esquí de fondo, bicicleta de montaña, etcétera. Siempre en ayunas. Si uno después va a reponer, no pasa nada. Yo personalmente me recuperaba con agua o con zumo, o con el cóctel de vinagre inmediatamente después de la actividad. Mi primer alimento sólido un poco más tarde eran frutas con mucha agua, como la sandía o el melón, que me aportaban hidratación y energía. Cuando el cuerpo ya había descansado, me apetecía reponer con alimentos más sólidos, ya que la sangre había dejado de concentrarse en las extremidades y de nuevo colaboraba en la digestión. Cuanto mayores en edad, más necesidades tenemos y más resistencia a poder completar sin alimentos una actividad física dura, exigente. Además, la actividad física siempre será más complicada para una persona con sobrepeso que para una persona delgada, ligera y con una preparación física adecuada.

Yo he experimentado todos los niveles de exigencia, y he podido disfrutar del deporte sin aporte de calorías. Pero el día anterior había ingerido las calorías necesarias para poder rendir en el día de la competición. Si queremos hacer una desintoxicación profunda y eficiente es más sano e inteligente hacer actividad normal durante el día y algo de ejercicio moderado. Cuanto más descanso aportemos al cuerpo físico, más ahorro energético habrá, y más fuerza vital irá destinada a la eliminación de las toxinas. Esto es de sentido común y de pura lógica, tratar de conservar la energía para el proceso de desintoxicación. Los paseos y las actividades físicas ligeras van muy bien. No es cuestión de postrarse en una cama, pensando que se está haciendo un ayuno y que no debemos movernos para no gastar energía. No es esa la cuestión; todo lo contrario, que haya movimiento y descansos. Hidratación, felicidad, entretenimiento y, sobre todo, alegría compartiendo el proceso con otras personas si puede ser.

Con respecto a la parte de actividad intelectual, si hacemos un ayuno tendremos suficiente claridad mental y no sufriremos las consecuencias de la falta de calorías. Por experiencia, os puedo asegurar que en el día de ayuno tenemos más lucidez, y mayor capacidad de atención y enfoque. Mientras se aporte la suficiente hidratación para diluir las toxinas, para que se puedan ir eliminando a través de los riñones, podemos sentirnos incluso más productivos y más creativos. Es el caso de hoy lunes, día de mi ayuno, en el que estoy trabajando en este libro y en el que gozo de pensar con mucha más claridad para ordenar las ideas y recordar las experiencias. Así que, en ese sentido, ayunar es todo lo contrario a lo que uno puede imaginarse.

¿CUÁNDO HACER UN DETOX?

No hay un patrón, pero cada cambio de estación es un buen momento para modificar la alimentación y hacer una limpieza. Curiosamente, la naturaleza nos va a proveer con los alimentos, las frutas, las hortalizas y las verduras que necesitamos para prepararnos para el clima de cada estación. Por ejemplo, en verano necesitamos carotenos para protegernos del sol. ¿Dónde los encontramos? Aquí en España los albaricoques y los melocotones tienen ese color anaranjado, amarillento, porque contienen ciertos pigmentos que son antioxidantes fotoprotectores para nuestra piel. Si vamos a los trópicos, a países donde hay abundancia de mangos y papayas, estas frutas contienen los mismos pigmentos para protegernos del sol y en mayor concentración.

Deberíamos comer lo que nos da la Madre Tierra en la estación correspondiente según el lugar donde vivimos. Nos proporciona la protección idónea para ese tipo de clima.

La fruta de temporada está cargada de vitaminas. Por ejemplo, en la temporada de cítricos en invierno podemos consumir mandarinas y naranjas, cargadas de vitamina C. Una vez que se recoge la fruta, pierde la cantidad de vitamina con el tiempo. Una naranja recién cogida no tiene el mismo sabor que la guardada en cámara durante meses. Aquí en España tenemos la suerte de poder consumirlas durante prácticamente seis meses del año, en todas sus variedades. Esos cítricos cargados de vitamina C nos proporcionan un antivírico natural para prevenir la gripe y los resfriados típicamente presentes en los meses de invierno.

Debido al intercambio de culturas, facilidad de transporte e importación, vamos a encontrar cada vez más variedad de frutas disponibles, pues hay culturas mezcladas en todos los países y cada uno quiere las frutas de su país, que se extrañan al estar lejos. Por eso en España encontramos abundancia de mangos, papayas, pitahaya, fruta de la pasión, lichis... Por capricho, podemos disfrutar de ese tipo de frutas, pero si no es la temporada natural, han perdido calidad y nutrientes. El transporte tampoco favorece, ya que el almacenamiento en cámaras frigoríficas degrada la calidad de la fruta. Por placer, por gusto, como capricho, podemos disfrutar de esas frutas porque siempre nos aportarán algo.

Al igual que una naranja a principio de temporada está más ácida y al final más dulce. Siempre debemos pensar qué queremos que nos aporte: el placer es una cosa y los nutrientes son otra.

Aprovechamos al máximo la fruta local de temporada, como hemos hecho recientemente con la presencia en el mercado de las cerezas, de temporada muy corta. Podemos hasta abusar de ellas para sacar el máximo provecho de todos sus beneficios y de la desintoxicación tan profunda que nos aportan. Durante estos meses de temporada, para desayunar y cenar podemos comer solo cerezas y luego hacer la comida de mediodía normal, con la familia o en el trabajo. Podemos comer hasta un kilo al día (medio kilo por la mañana y otro medio kilo entre la merienda y la cena). ¡Qué mejor que una cura de una semana a base de cerezas! ¿Por qué desaprovechar esa oportunidad con lo riquísimas que están? Esos pigmentos nos aportan antioxidantes, favoreciendo una buena preparación para el verano, además de una gran limpieza a nivel digestivo que también nos va a despejar el intestino y a estimular la eliminación de desechos de forma muy rápida y eficiente.

ALIMENTOS ECOLÓGICOS

Cuando se hace un detox, siempre y cuando se pueda, es preferible que, en la medida de lo posible, los alimentos sean ecológicos, frescos y naturales. Así no estaremos aportando tóxicos añadidos. Lo que se procura durante un detox es eliminar toda la toxicidad del cuerpo y, si los alimentos son naturales y ecológicos, su efecto terapéutico será mucho mayor.

No tener al alcance de la mano (o del bolsillo) alimentos de cultivo ecológico no anula la posibilidad de hacer un detox. No todo el mundo se lo puede permitir, hay gente con recursos económicos limitados o con familias numerosas a su cargo, que no puede asumir ese gasto extra. Aunque yo soy más partidaria de pensar que la salud no tiene precio y que es mejor gastar ahora en alimentos más sanos que no ahorrar el dinero para pagar fármacos en el futuro, cuando ya estás tan enfermo que has perdido tu calidad de vida. Siendo realistas, buscaremos el alimento cuanto más fresco mejor. Los alimentos envasados o almacenados durante largo tiempo en cámaras frigoríficas, obviamente pierden vitaminas, minerales y propiedades antioxidantes.

Por ejemplo, si vas a hacer una cura de zumo de zanahoria (tres días ingiriendo solo zumo), y no puedes conseguir zanahorias de cultivo ecológico, pélalas antes de pasarlas por la licuadora. Y lo mismo con las manzanas. Perderemos el beneficio de las vitaminas que se acumulan debajo de la piel, pero es preferible perderlas a estar comiendo pesticidas o restos de la cera que utilizan para cubrir la manzana y hacerla brillar.

Las hortalizas hay que lavarlas muy bien bajo el grifo con limón o con vinagre de manzana, que garantiza que al menos se eliminan las capas superficiales de los tóxicos que se pueden haber utilizado en el cultivo de esas verduras y hortalizas.

EDAD PARA HACER UN DETOX

Podemos hacer un detox desde el primer día de nuestra vida, los bebés lo hacen de forma natural. Ellos tienen fiebre y no comen. Ellos van de vientre todos los días. Cuando quieren beber, lloran y tienen bebida. Cuando tienen hambre, reclaman y tienen alimento. Si sus padres saben alimentarlos de forma nutritiva y saludable, van a tener buenas defensas y no sufrirán grandes problemas de salud. Pero no todos los padres tienen la información o el sentido común y simplemente imponen sobre sus hijos sus propios hábitos alimentarios y sus vicios. De hecho, a la hora de sentarse a la mesa y comer lo que uno no debe, convierten a sus hijos en cómplices.

Si los padres tienen hábitos saludables los niños también los tendrán. Tengo amigos cuyos hijos se han acostumbrado a hacer monodietas y ayunos, y a seguir sin ningún problema una alimentación sana en general. Eso sí, llega la edad de la adolescencia y es más normal que esos hijos experimenten lo que no deben comer; esto lo he vivido con mi hija, que fuera de casa ha comido chucherías y ha experimentado con alimentos que ella no estaba acostumbrada a comer. Le he dado total libertad para poderlo hacer y ha sufrido las consecuencias: engordó más kilos de lo que le correspondía, ha tenido granos en la cara y la espalda, no se encontraba a gusto con ella misma. Entonces, desde su propia sabiduría obtenida a través de todo lo que ha aprendido, se ha autoimpuesto hacer de vez en cuando un ayuno, una monodieta o una desintoxicación. Ella misma *ensucia* y limpia. Es bueno también que experimente, porque así valora una buena alimentación y sabe rectificar cuando se pasa.

En general, respecto a iniciar un detox, cualquier edad es buena si los padres saben fomentar en sus hijos la alegría de hacerlo para que les puedan acompañar y convertirlo casi en un juego. Todo lo que sea nuevo y lúdico, los niños lo van a aceptar. Muchos padres me han dicho: «¡Cómo voy a quitarle la leche a mi hijo! Le encanta». Pues sí, pero si el pobre tiene eczema o dermatitis atópica, y la causa es la leche, habrá que quitársela. Los padres no saben qué darle. Hay que hacerles entender que ellos son quienes mandan en casa, quienes compran y quienes tienen más información. Son los que tienen que educar a sus hijos y no dejar que crezcan a base de caprichos, comiendo solo lo que les gusta. Muchas veces los padres cometen ese error porque piensan que, si a su hijo no le dan lo que le gusta, no va a comer a gusto. Los hijos desde el primer momento tienen que probar toda la gama de alimentos que nos ofrece la naturaleza. Deben imitar a sus padres, seleccionar por color, por textura, por olor... Es bueno que jueguen con la comida y que experimenten. Es bueno y divertido darles a chupar medio limón o a probar un bocado de cebolla cruda y ver sus caras. Que puedan agarrar los alimentos, tocarlos... No tenemos que imponerles nuestros gustos: «No me gusta el melón y no se lo voy a dar a mis hijos». Ellos tienen que educarse a través de los padres.

Yo lo hacía mucho con Joanna, hacíamos comidas de solo fruta. Era un plato de fruta variada, en abundancia, comía hasta que se hartaba. Y de segundo plato teníamos un yogur con gofio, melaza de caña y de tres a seis dátiles. Le encantaba. A veces, comíamos exclusivamente fruta todo el día, o solo ensalada con aguacate. Otras veces, íbamos por ahí de paseo y nos llevábamos un bocadillo de pan integral con aceite, ajo, tomate, y aguacate; nos sabía a gloria. Nos llevábamos crudités, tipo palitos de zanahoria, apio, pepino, tomates *cherry*, y de postre manzana. Íbamos al parque de atracciones o al zoo y eso nos servía para picotear durante el día. Si teníamos que comprar algún capricho por ahí, nos dábamos el gusto de tomarnos un helado a media tarde en alguna heladería artesanal, obviamente cuanto más natural mejor. No nos privábamos de nuestros caprichos, pero después de ese helado a la noche a lo mejor solo cenábamos fruta con yogur, y el desayuno era también solo de fruta, para permitir que el helado se limpiase y dejar sus desechos salir del cuerpo en lugar de irse acumulando. Tras el helado, a Joanna le solía venir un subidón de azúcar que luego hacía que le entrase sueño. No estaba acostumbrada a tomar a diario un helado cargado de leche y azúcar. En aquel entonces no había la variedad de helados veganos que hay hoy en día.

Los niños deberían también hacer sus descansos de alimentación. Cuando no se encuentran bien o están malhumorados es por exceso de azúcares y de aditivos. Por ejemplo, el colorante amarillo, la tartracina, o el saborizante de fresa, producen hiperactividad y asma en niños. Son aditivos que se encuentran en las golosinas, en las natillas, en alimentos precocinados, en las bolsas de patatas, gusanitos, ganchitos y comestibles similares. Muchos caprichos de picoteo contienen glutamato monosódico, que produce graves alteraciones en el comportamiento de los niños. También el aspartamo, edulcorante artificial, altera el carácter y el sistema nervioso. Ciertos aditivos, como los edulcorantes, pueden producir trastornos intestinales, gases o diarrea. Uno piensa que está haciendo algo bueno, no ingiriendo tantas calorías, pero al final crea un mayor problema. Por querer bajar el nivel de calorías puedes estar favoreciendo la aparición de una enfermedad autoinmune o un cáncer. Los edulcorantes artificiales son cancerígenos. Es importante estar informado.

Me encanta exponer ese tipo de datos en los libros, las charlas y los cursos, para que nos podamos reeducar, nunca es tarde para hacer el cambio. En el libro *Alimentación consciente* he simplificado ese tipo de información para que podamos estudiar y aprender, ir poco a poco introduciendo esos cambios en los hábitos de la familia, sin que suponga un trauma para los hijos o para los convivientes. Que entre ellos puedan ver que el otro come diferente y se pregunten qué es. Los niños tienen una curiosidad innata y harán lo que hacen mamá y papá. Así que los padres tienen que autodisciplinarse y pensar: «Sabemos que la leche está haciéndole daño al niño, así que vamos a dejar de comprar esa leche y vamos a buscar alternativas saludables para que pueda seguir disfrutando de sus cereales integrales, pero con leche de arroz, de coco o de avena». Hay mucha variedad en el mercado hoy en día, afortunadamente.

CÓMO COCINAR

Lo más fácil y rápido, lo más sano, es hacer las verduras al vapor, pues se acorta el tiempo de cocción. Cuanto más dure la cocción más se destruyen las vitaminas. Si cocinamos en agua, que sea agua de botella o si tienes un filtro de ósmosis inversa o un destilador, usa ese agua sin impurezas, flúor, cloro ni metales pesados. En una sopa, vamos a cocinar las hortalizas y las verduras, sabiendo que las vitaminas se destruyen con la cocción, pero también que los minerales se quedarán en el agua. Podemos aprovechar la sopa tal cual con sus verduras, o bien solamente el caldo, como prefiramos.

Cuanto más rápidamente se cocinen las hortalizas y las verduras, más nutrientes se conservarán. En el proceso del vapor, la verdura está menos tiempo expuesta al calor. Sin embargo, cuando se cocina en aceite a altas temperaturas, el aceite se quema y se enrancia, se producen radicales libres y eso es muy nocivo para el organismo. Si tenemos que cocinar algo en la sartén con aceite, que sea a baja temperatura y durante poco tiempo. Ese aceite se debe desechar al final.

Los alimentos crudos son más afines a nuestro organismo debido a que contienen enzimas y estas hacen que se asimilen más fácilmente. La presencia de la fibra favorece el arrastre de las toxinas. Pero tenemos que ser también prácticos en sociedad, y hay ciertos vegetales que no apetece comer crudos, como la berenjena o la patata. Con la patata, de hecho, la preferencia es hacerla al horno o al vapor. Menos saludables son las patatas fritas, así que si tienes que freírlas córtalas muy finas para que se cocinen antes y no estén expuestas a aceite caliente mucho tiempo. El aceite de freír se debe usar una sola vez, nunca cocines con aceite recalentado. Cuando se recalienta hay peligro de oxidación y es muy nocivo para el cuerpo.

¿Ya estás pensando en los restaurantes de comida rápida? Si tienes que comer fuera de casa a menudo, procura tomar un suplemento de antioxidantes para protegerte de los radicales libres que se generan por consumir aceites calentados a altas temperaturas o aceites recalentados una y otra vez. Más vale prevenir.

 ## HAZ VIDA NORMAL

No hace falta apartarse ni de la familia, ni del trabajo, ni de la vida social. Todo lo contrario. Todo lo que sea distracción y entretenimiento es perfecto. La gente pensará: «Uy, ¿cómo vas a aguantar el olor a la comida? ¿Cómo puedes pasar por la cocina y ver a todo el mundo picoteando y comiendo?». Lo curioso es que, cuando entras en el proceso de ayuno o monodieta, el cuerpo y la mente rechazan precisamente ese tipo de alimentos y hasta llegas a pensar: «¿Cómo se pueden meter todo eso en el cuerpo?». Si ves a alguien con una *pizza* grasienta cargada de embutidos, de queso fundido, con esa masa de pan blanco, realmente sientes rechazo. Es algo totalmente natural, por eso digo que, si quieres modificar tus hábitos dietéticos, empieza por el detox o por una monodieta o ayuno. Así comenzarás a sentir rechazo por la alimentación que no te beneficia.

Hasta que practicas el ayuno no lo puedes entender. Normalmente decimos: «Yo no podría renunciar a mi café con leche, a mi bocadillo de jamón con queso y mi postre lleno de azúcares». Muchas personas piensan que no pueden, pero cuando lo ponen en práctica me cuentan: «Nunca me lo habría imaginado, pero tenías razón, Suzanne, es posible. Si no lo hubiera comprobado, jamás me habría visto comiendo este tipo de alimentación». El cuerpo responde y recupera su equilibrio, pierde el exceso de peso y se va moldeando y rejuveneciendo. El resultado final es la recompensa por el esfuerzo, y eso gusta. Además, la piel tiene más brillo y mejor calidad, está reluciente. Incluso se nota en el estado de ánimo, las ganas de participar en actividades, de practicar deporte... Y se gana agilidad tanto física como mental. No hay marcha atrás. Podemos llegar a ese estado de bienestar a todos los niveles porque cuando el cuerpo funciona bien, la estabilidad emocional aumenta. No estamos reactivos. El carácter cambia, todo cambia.

CÓMO SALIR DE UN DETOX

Tan importante como seguir las pautas correctas durante el détox es hacer las cosas bien cuando se sale del mismo. Después de una gran desintoxicación no debes retomar los hábitos previos al detox. Por experiencia propia lo sé. Hice la cura de las uvas durante veintiún días y tuve que ir a mi tierra, Irlanda, a una boda. Estuve un par de días siguiendo una dieta de transición a base de frutas y algunas verduras y hortalizas. Pero no fue suficiente tiempo. Cuando llegué a la boda tuve que picotear un poquito de lo que pude, ensalada y algunas verduras que estaban más que nada para decorar los platos y las bandejas. Comí algunos tomates *cherry* y eso me sentó bien, pero a la tarde nos pusieron pequeños sándwiches de pan blanco, blandito, con huevo duro, cebollino fresco, sal y pimienta negra. Creo que también llevaban algo de mayonesa y no pude resistir la tentación. Nada más comer el primer bocado empecé a estornudar, echar mocos a chorro, me lloraban los ojos, la nariz no paraba de gotear y me sentía como si de golpe tuviera un resfriado. Yo supe en ese momento que había cometido un grave error. Era tan novata que pensé que, a pesar de estar tan mal tras comer solo uno, podría comerme dos o tres más porque estaban buenísimos. Total, tendría que limpiarlo igualmente, así que hice el remate comiendo algunos bocadillitos más. Esa noche y durante los siguientes días, tuve que pagar las consecuencias de mi error. Gasté no sé cuántas cajas de pañuelos de papel. Como no estaba en mi casa, no tenía mis recursos de vitamina C, ni mi licuadora para preparar mis zumos, ni mi vinagre de manzana. Así que tuve que hacer lo que podía y a la vez intentar encajar en la vida social familiar que correspondía a esa visita. Fue una muy dura lección para mí.

Habiendo aprendido esa lección, cuando un amigo me invitó a acompañarlo a otra boda en España, le puse como condición no interrumpir la monodieta de naranjas que estaba siguiendo justo en aquel momento; no tenía ninguna intención de dejar la cura para ir a ese evento. Realmente fue muy divertido, lo he contado en algunas charlas. No conocía a nadie, solo al chico a quien acompañaba. Nos sentamos en una mesa redonda con otros invitados y, cada vez que pasaba el camarero para servir la comida, yo le pedía un par de naranjas. Primer plato, segundo plato, tercer plato... Cuando finalmente llegamos al postre, el camarero vio todas las cáscaras acumuladas en el plato y me preguntó: «¿Todo esto te lo has comido tú?». Y le dije, con media sonrisa y simpatía irlandesa: «No, precisamente eso es lo único que no me he comido». Le pregunté si tendría por casualidad algunas mandarinas para variar un poquito. Ante ese comentario, todos los comensales en la mesa se echaron a reír y a partir de ahí me convertí en el centro de atención. Casi le robé el protagonismo a la novia de la boda, porque todo el mundo hablaba de la chica extranjera que solo comía naranjas. Creo que soy única en el mundo, porque quién en su sano juicio va a una boda y come solo naranjas, y menos aún en España, donde las bodas se celebran con auténticos festines gastronómicos. Ya había aprendido la lección de la otra vez y ni loca iba a abandonar la dieta. Me sentí muy satisfecha. Me hizo mucha gracia ver a mi amigo, que no daba crédito a lo que estaba viviendo, y la verdad es que no me importaría repetir.

{ AYUNOS }

AYUNO SEMANAL

Debido a mi proceso con el cáncer de piel, decidí volver a una antigua práctica que hacía cuando era más joven: el ayuno, y que ahora realizo todos los lunes. Es un ayuno de agua, preferiblemente o, si no, hago semiayuno a base de cóctel de vinagre de sidra; consiste en mezclar dos cucharadas soperas de vinagre de sidra o de manzana con aproximadamente un mínimo de medio litro de agua (y si queremos que nos entre mejor añadiremos una cucharada más pequeña de miel cruda). Se remueve bien y se va bebiendo todo el día; puedes diluirlo a tu antojo, en lugar de en medio litro en un litro de agua, por ejemplo. O, si corresponde y apetece, se puede hacer lo mismo con zumo de lima o zumo de limón en vez de vinagre.

Detox

Otra manera de pasar este día, en lugar del ayuno total solo con agua, es hacer monodieta de fruta. Yo personalmente opté por el ayuno de agua de treinta y seis horas, hasta un máximo de cuarenta y cuatro horas, todos los lunes. Así es mi descanso semanal. También recuperé el hábito del ayuno intermitente para todo el resto de la semana, respetando esas horas de descanso de los aparatos digestivo y excretor durante cuantas más horas mejor. Simplemente, no desayunas o no cenas; no es nada difícil y el cuerpo lo agradece mucho.

Empecé con este proceso de detox, que ya llevo manteniendo ocho meses sin que sea una carga ni un suplicio, ni un sacrificio a ningún nivel. Simplemente, me estoy dando ese espacio para poder ser una mujer de cincuenta y ocho años ágil, saludable, alegre y con claridad mental. Si eso me aporta esos beneficios a mi edad, lo convierto en un hábito muy agradable y os invito a que podáis contemplar ese cambio radical en vuestra vida, porque si yo puedo, tú puedes, como siempre digo.

Tampoco hace falta llegar a mi edad para iniciar el cambio. De jovencita en mi tierra natal, Irlanda, siempre me llamaban la atención los libros que trataban estos temas poco convencionales. Tenía una curiosidad innata y a los doce años empecé a estudiar nutrición básica y cocina en el colegio. Continué investigando en la universidad, ya que tenía una compañera de clase con anorexia y una compañera de la residencia de estudiantes con bulimia.

En esa misma época universitaria me diagnosticaron cáncer, así que más motivos aún para expandir conocimientos en ese campo. Pude demostrarme a mí misma y a los médicos de Belfast que el cuerpo es sabio y, si le das un respiro, limpias el organismo y mantienes una actitud positiva, todo puede cambiar en cualquier momento. Fue todo un reto, y lo superé; me superé. Me dio muchas fuerzas y, sobre todo, ganas de seguir y compartir mi experiencia.

MI PRÁCTICA NATURAL DEL AYUNO INTERMITENTE

Cuando nos planteamos hacer un ayuno, es importante elegir un día en el que vayas a estar más tranquilo o menos ocupado en cuanto a compromisos sociales, de trabajo o de familia. Un día en que no necesites ir al gimnasio y que puedas dedicarte tiempo a ti. Para una desintoxicación también es importante tener paz y tranquilidad. En la medida en que el cuerpo se vaya liberando de los tóxicos, hay que procurar darle el descanso necesario para que pueda utilizar la energía que no invierte en la digestión en el proceso de eliminación de los desechos e impurezas del cuerpo. Puedes elegir un fin de semana, algunos días en vacaciones. Además es recomendable juntarse con amigos y hacerlo juntos. Psicológicamente, uno se siente de esa manera más apoyado por los que están compartiendo esa experiencia.

Detox

Si nunca hemos hecho ningún tipo de detox, ¿cómo empezar? Yo recomiendo, como buena práctica de principiante, ir experimentando con la sensación de pasar un poquito de hambre. El cuerpo es muy sabio e inteligente; a la hora de no ingerir alimentos, el aparato digestivo entra en reposo y se activan los mecanismos de eliminación de desechos. Como se dice en el sistema higienista: ¿Qué mejor cura para el estreñimiento que hacer un ayuno de solo agua? El cuerpo aprovecha el descanso fisiológico durante el ayuno. Si nos saltamos el desayuno estaremos prolongando el ayuno nocturno. Si cenas un poco más temprano y desayunas más tarde, cuanto más tiempo pases en ayunas, antes de tomar el des-ayuno (por eso se llama así), mayor es el tiempo que el cuerpo va a aprovechar para desintoxicar. Esto es lo que llamamos *ayuno intermitente*.

De forma natural, sin saber que existía tal cosa, yo ya lo estaba practicando. Me gustaba mucho hacer siempre deporte por la mañana, pero con el estómago vacío. Salía a correr o andaba en bicicleta o iba a la piscina, sobre todo en el verano, al aire libre. Como mucho, solo ingería agua o algún zumo de frutas, sobre todo cítricos, pomelo, naranja, limón..., con agua o un poquito de miel, o el cóctel de vinagre de sidra/manzana, que ayuda a reponer las sales minerales y, a la vez, desatasca las vías urinarias. Al ingerir solo líquidos no tenía sensación de hambre y podía practicar deporte de forma mucho más apetecible, sin tener la sensación de pesadez en el bajo vientre. Procuraba siempre ir a la baño antes de salir por la mañana, y evacuar para sentir ese vacío de bienestar y ligereza. Como ya sabemos, ir al baño es uno de los cuatro placeres de la vida, junto a comer y beber, dormir, y hacer el amor.

Si yo cenaba a las siete u ocho de la tarde, no comía nada solido hasta las doce o una del mediodía. Sumando horas, son muchas horas de desintoxicación. Al volver a casa después de hacer deporte, mientras preparaba la ensalada, las verduras y el plato principal, iba hidratando el cuerpo con agua o con un jugo vegetal, por ejemplo de zanahoria con remolacha y manzana, o de col con manzana y un poquito de apio y perejil. Dependiendo de lo que tenía en la nevera hacía jugos verdes. En el verano disfrutaba mucho tomando un buen gazpacho fresco, que solía dejar ya preparado en la nevera para la llegada, e iba tomando poco a poco en un vaso. Lo hacía con tomate, un poquito de pepino, pimiento rojo, pimiento verde, un diente de ajo y cebolla tierna, con hierbas a gusto, como mejorana y albahaca, y por supuesto no faltaba la pimienta negra. No añadía ni vinagre ni pan, pero, eso sí, le ponía un buen chorrito de aceite de oliva virgen extra, mejor ecológico. Lo pasaba todo por la batidora para que quedase bien líquido y lo dejaba reposar en la nevera para tomar a mi vuelta. Me sabía a gloria bendita. Mientras iba preparando lo demás, iba hidratando el cuerpo con ese gazpacho cargado de vitaminas, minerales y nutrientes para reponer también lo que había gastado en mi sesión de deporte matutina. Es muy importante después del deporte hidratar el cuerpo. Más vale ingerir líquidos y no caer en el error que comete mucha gente: llegar y atiborrarse de alimentos sólidos. Hay que tener en cuenta que cuando uno ha hecho deporte, toda la sangre ha ido a las extremidades y cuando uno ingiere alimentos sólidos la sangre va rápidamente a la zona intestinal y el cuerpo aún no está preparado para esto. Solamente puede tomar líquidos y algo de fruta hasta pasado un buen rato.

Yo lo hacía de forma natural, pero cuando descubrí que existía como tal el término «ayuno intermitente», empecé a aplicar las reglas. Comencé a disciplinarme más en los horarios y procurar que el último alimento que entraba en mi estómago fuese sobre las ocho de la tarde o como mucho a las nueve de la noche, y luego no comer nada más hasta las dos o tres de la tarde del día siguiente. Con la excepción de un zumo de frutas por la mañana, o simplemente agua de muy baja mineralización con vinagre de sidra y un poquito de miel, o si me apetecía en invierno una infusión. Podemos restringir todavía más, dejando esa ventana de dieciocho horas sin comer, bebiendo solo agua. Es importante que no sea del grifo, mejor que sea de ósmosis inversa, si la tienes instalada en casa, o agua destilada. Que no se confunda con el agua destilada del supermercado, que es para la plancha. También se puede hacer con un agua de débil o muy baja mineralización (dato que se suele indicar en la etiqueta de la botella). Así es más asimilable para el cuerpo, y se asemeja al agua de la lluvia por destilación natural que hace la Madre Tierra con la evaporación del agua de los ríos y posterior condensación de esa agua a través de las nubes, que cae como lluvia. Lo que hacen los animales, por ejemplo, los monos, es subirse a los árboles a beber el agua de lluvia que ha quedado recogida en las hojas.

Nuestro cuerpo, de forma natural, necesita ese tipo de agua. Absorbemos los minerales a través de las plantas, los vegetales, las hortalizas, las frutas..., que tienen la capacidad de transformar los minerales inorgánicos a su forma orgánica fácilmente asimilable por los seres humanos. Así es como nos mineralizamos. De nada sirven los minerales inorgánicos que no se pueden absorber y terminan depositándose donde no los necesitamos ni los queremos, formando cálculos renales o sedimentándose en nuestras articulaciones. Para el agua pura que vamos a ingerir en nuestros ayunos y el consumo de agua en sopas o en infusiones como los tés, vamos a utilizar la de baja mineralización. Esta tendrá la capacidad de arrastre y de absorber en el intestino todos aquellos desechos que no necesitamos porque tendrá mayor capacidad de absorción y estimulará la eliminación de impurezas del cuerpo. Al igual que un agua con una concentración de sal no puede diluir mayor cantidad de sal porque ya ha llegado a su mayor concentración, lo mismo, el agua cuanto más ligera más fácil será para ella limpiar el organismo y sobre todo nuestras vías urinarias.

Asimilando esa pauta dentro de nuestros hábitos, también utilizaremos ese tipo de agua para cocinar los caldos vegetales, el arroz y las legumbres y hacer todos los alimentos todavía más medicinales. De hecho, cuando te acostumbras a tomar ese tipo de agua, ya no puedes beber agua del grifo porque huele y sabe horrible. Puedes hacer el experimento con tu mascota en casa: ponle delante agua del grifo, agua de alta mineralización, agua de baja mineralización, y agua destilada o de ósmosis inversa. Verás que, pudiendo elegir, irá al agua destilada o de muy baja mineralización. Así que nuestras mascotas son muy sabias y hay que aprender de ellas.

Puedes hacer otra prueba. Intenta un día hacer un ayuno de solo agua, pero del grifo. Verás que es imposible. No insistas en completar el día. Unas pocas horas serán suficientes para que te des cuenta. Reinicia la prueba con agua pura y verás cómo no te va a costar trabajo.

GUÍA PARA HACER AYUNO INTERMITENTE

Consiste en marcar unas ventanas en las veinticuatro horas del día cuando vas a abstenerte de comer y, por tanto, reducir tus horas de ingesta de alimentos. Por ejemplo, un ayuno intermitente muy fácil de hacer sería el de doce horas sin comer y doce horas a lo largo de las cuales vas a ingerir alimentos. Pero si vamos cerrando esa ventana, restringiendo la ingesta de alimentos a muchas menos horas, entonces entramos en un proceso de desintoxicación, lo cual permite un descanso fisiológico para que el cuerpo aproveche ese tiempo para eliminar los desechos e impurezas acumulados a lo largo de muchísimos años.

Si quieres llegar a hacer ayuno intermitente de forma terapéutica, debes comer durante solamente un marco de seis horas al día. El resto del tiempo solo ingerirás agua o algunos tés o infusiones, o algún tipo de bebida como podría ser un caldo de verduras o jugo vegetal, pero sin aportar apenas calorías al cuerpo. Lo ideal sería tomar solo agua. Pongamos un ejemplo para que sea más fácil comprender cómo funciona. Si te acuestas normalmente a las once de la noche, procura haber terminado de cenar como muy tarde a las nueve. Desde las nueve de la noche hasta las nueve de la mañana estamos hablando de doce horas de ayuno, estamos aprovechando doce horas. Si encima sumamos seis horas más, ya son dieciocho horas sin haber ingerido ningún alimento. En esa franja de nueve de la mañana hasta las tres de la tarde, si no quieres solamente ingerir agua, puedes hacerte por ejemplo una infusión, estaría muy bien una de menta porque es muy refrescante para el intestino, o de otras hierbas aromáticas. Si quieres puedes añadir medio limón exprimido con una cucharadita de miel. Otra opción sería añadir algunas hojas de estevia a la infusión, que endulzará de forma natural, con un sabor intenso pero sin aumentar la ingesta de calorías.

Detox

Esa es una práctica que nos hemos acostumbrado a hacer en casa. Solemos preparar una infusión el día anterior de, por ejemplo, menta, jengibre, cardamomo, clavo y estevia. De vez en cuando, añadimos alguna hierba tipo tomillo, o romero, o gayuba, si queremos también limpiar las vías urinarias. La infusión se prepara el día anterior y cuando ya esté fría se guarda en la nevera y se aprovecha para el día siguiente junto con el zumo de limón. Si te resulta demasiado intenso así, puedes sustituir la infusión por fruta cítrica, en caso de que sea invierno o primavera, por un zumo de naranja o de mandarina, o añadir estos zumos al zumo de limón, que así resulta más agradable de tomar. Eso hace que sea más fácil y llevadero aguantar el ayuno hasta la hora de comer.

Cuán fácil es realmente, cuando uno está entretenido haciendo otras actividades, por ejemplo, salir a comprar, hacer recados, poner lavadoras, ir al banco, pasear al perro, preparar la comida... Y así, casi sin que te des cuenta, has estado dieciocho horas sin ingerir sólidos. Por eso vamos a facilitar el proceso y que cada uno pueda hacerlo según su nivel de entrenamiento, estableciendo un marco de tiempo más corto o más amplio, el caso es empezar. Doce horas sin comer realmente no es nada, la dificultad es más psicológica que fisiológica. Empieza con esa pauta, doce horas y ve añadiendo una hora. Verás lo fácil que será y cuánta satisfacción te aportará darte cuenta de que, sin buscarlo apenas, has estado catorce o dieciséis horas sin ingerir alimento. En esto consiste, expuesto de manera resumida, un ayuno intermitente.

🦋 UN HÁBITO PARA INCORPORAR A NUESTRA VIDA

En mi caso, de forma natural mi cuerpo siempre me ha pedido hacer ejercicio por la mañana, en ayunas. Hasta que no volvía de hacer ejercicio y me duchaba, realmente no me apetecía nada. A veces volvía a las doce del mediodía o las dos de la tarde y al llegar a casa me daba cuenta de que no había comido nada desde la cena de la noche anterior. No es algo adquirido, lo he hecho siempre, pero lo he convertido en un estilo de vida. Eso no significa que no pueda romper esa pauta cuando viajo o cuando me apetece hacer un cambio. No lo he adoptado como una doctrina, sino como un placer, porque simplemente estoy respondiendo al cuerpo.

Hay personas que deciden seguir esas pautas porque, primero, quieren bajar de peso, no se encuentran a gusto con su cuerpo, necesitan desintoxicarse porque han pasado una mala época y se sienten pesados, con síntomas, sufren una revolución intestinal. Alguien les habla del ayuno intermitente y lo ven más factible y sencillo que un ayuno completo. El ayuno intermitente se adapta a la vida cotidiana de cualquier ser humano. Es fácil, práctico y no interfiere en la vida social, como ocurre con el ayuno total que requiere que andemos dando explicaciones a todo el mundo.

CUÁNTO Y CUÁNDO COMER

La verdad es que cuanto menos comes, menos necesitas. Cuando practicas el ayuno intermitente, el estómago se encoge. Tiene el tamaño de tu puño. Cuando el estómago ha estado cerrado durante dieciocho horas, la comida se convierte realmente en un des-ayuno. Estás saliendo de un ayuno y no tienes ese hambre voraz que tendrías cuando estás acostumbrado a ir comiendo durante todo el día. El aparato digestivo ha estado en reposo durante muchísimas horas y hay que despertarlo poco a poco. Por eso es necesario que al final de esa ventana larga, procures tener a mano alimentos crudos y alimentos cocidos. Bocado de uno y bocado de otro. Los crudos nos aportan enzimas, frescura, nos obligan a masticar y de esa forma iremos despertando los jugos gástricos que facilitan una buena digestión.

Si queremos, mientras preparamos la comida, es un buen momento para ir tomando poco a poco un jugo vegetal, como media hora antes. Un jugo de tomate, por ejemplo, con pepino y un chorrito de aceite de oliva extra virgen, o un zumo de zanahoria, remolacha, apio, manzana y jengibre; es una mezcla muy estimulante para los jugos gástricos. La cuestión es hidratarse bien y prepararse para la comida. Procura no tomarlo durante la ingesta de alimentos, porque, si no, hará que los jugos gástricos sean demasiado diluidos y eso reducirá su eficacia. Ese sería tu desayuno-comida, y si tiene lugar a las dos o tres de la tarde, a las cinco o seis de la tarde tendrás hambre y será un buen momento para ingerir la fruta de temporada que más te apetezca. Mis favoritas son la piña, la papaya, el mango, o bien un puñado de cerezas o uvas. Al cabo de un par de horas ya prepararás tu cena (si ha sobrado algo de verdura del mediodía, puedes aprovecharla), pero que no sea pesada; para asegurar una buena calidad de sueño conviene que la ingesta de alimentos durante la tarde-noche sea moderada.

BENEFICIOS DEL AYUNO INTERMITENTE

La piel mejora su textura. El brillo de los ojos aumenta, la mente está mucho más despejada. Mejor calidad de sueño. Beneficios incalculables a nivel de tracto digestivo. Menos sensación de pesadez en el intestino, se eliminan los gases, se va muchísimo mejor al baño. Procura hacer tus evacuaciones al menos una vez por día, mejor si son dos o tres, y mejor por la mañana, con la toma de líquidos, es aconsejable evacuar antes de iniciar tu proceso del día. El ayuno intermitente ayudará a restablecer una correcta microbiota intestinal y, a la vez, cuando una persona tiene sobrepeso, literalmente se le van a *caer* los kilos que le sobran. El cabello crecerá fuerte y abundante. Sobre todo, las mujeres se fijan en las uñas, que se vuelven menos quebradizas y más duras.

Además de todos estos beneficios, y a pesar de que la ingesta de alimento disminuye, notarás cómo se elevan tus niveles de energía. Sobre todo, lo notarás cuando subas escaleras; tendrás más vitalidad, más ganas de participar en actividades, de hacer el amor, de reírte, de bailar, de cantar y disfrutar como un niño. Invertir demasiado tiempo haciendo la digestión, genera un estado de sopor, porque el organismo te manda a dormir simplemente para cumplir con el proceso digestivo. Con el ayuno intermitente eso no pasa. De hecho, te acostumbras a «disfrutar» de la sensación de hambre y, cuando comes, saboreas los alimentos con gran placer y hasta parece que todo tiene mejor sabor. Todo son ventajas y beneficios.

Comenté anteriormente, hablando del detox en general, que, en caso de enfermedad, el ayuno intermitente es compatible con una medicación. Por supuesto, una persona con un cáncer difícilmente puede pasar por el proceso de un ayuno de agua de cinco días, pero puede practicar el ayuno intermitente siempre que se asegure de tener una óptima hidratación. Es cuestión de escuchar al cuerpo y hacer lo que siempre hemos hecho de modo natural, como seres humanos y como también hacen los animales. Se trata de observarnos, escucharnos, y respetar los ritmos de nuestro cuerpo, sabiendo cuánto alimento es suficiente y, si en alguna ocasión nos pasamos, darnos un descanso mediante la práctica del ayuno o semiayuno para que el cuerpo pueda recuperar su ritmo de digestión y evacuación.

{ MONODIETAS }

MONODIETA DE NARANJAS

A principios del mes de abril, aproveché también para hacer la cura de naranjas. Para no sentirme sola en el proceso, lo publiqué en Instagram e invité a mis seguidores a participar, cada uno de la manera que pudiera, fuese un día o treinta y seis horas, dos días, una semana o el máximo de diez días. Eso no quita de que si alguien quiere prolongar la monodieta lo pueda hacer. Lo único es que se pasa un poquito de frío durante esta cura.

Yo guardo las naranjas en la terraza y cuando las iba a buscar por la mañana estaban bastante frías. Las ponía encima del radiador para que tuviesen un poquito más de temperatura. Comía unas seis u ocho por día, dependiendo de su tamaño. Prefería comerlas, masticar y saborearlas, ya que estaban exquisitas. Nunca he comido naranjas tan buenas como este año, disfruté muchísimo haciendo esa cura, que prolongué durante seis días. Consideré para entonces que el cuerpo ya estaba bastante limpio, así me lo indicaba el tránsito intestinal: ya había hecho una limpieza a fondo. Otras personas quizás necesiten más tiempo para ver el efecto. Muchos seguidores me comentaron que habían hecho hasta diez días. Mientras estaba con esta monodieta, una conocida me llamó comentándome que manifestaba síntomas de hemorragia en su colon; yo le sugerí que, aparte de lo que le recomendase el médico especialista, probara la cura unos días. Cosa que hizo.

¿Cómo se hace una cura de naranjas? Tal como te imaginas, comes solo naranjas todo el día. También puedes comer mandarinas. Bebes naranjas, o bebes zumo de mandarinas. Si te entran ganas de beber algo calentito, y tus naranjas son ecológicas, puedes aprovechar la piel, rallarla, cortarla o desecarla, como a ti te vaya mejor. Luego le echas agua caliente encima y la conviertes en una infusión. La dejas reposar entre diez y quince minutos, la guardas en un termo y te la vas tomando a lo largo del día. Es una maravilla y cada año me regalo la curación de las naranjas con alegría, y así el cuerpo queda muy limpio el final del invierno.

Mi cura de naranjas,

por Patricia Moreta Freire

Os quiero comentar mi experiencia con la cura de naranjas. Empecé con problemas de colon irritable, y veía sangre y mucosidad en mis heces. Me preocupé al verme así, llevaba días y pasó a semanas. Se lo comenté a Suzanne y me recomendó que hiciera una limpieza, un detox; me sugirió que optara por la cura de naranjas, así que me puse a ello.

Te pones a pensar en diez días sin comer otra cosa que naranjas y se te hace cuesta arriba. Sin embargo, fue tan fantástica que me resultó sorprendente. Los primeros días comencé comiendo dos o tres naranjas nada más y no me daba hambre. Al ir pasando los días, fui aumentando la cantidad de naranjas, y fui notando mi cuerpo más ágil, no me sentía cansada. Los fines de semana me gusta hacer caminatas largas por la sierra, en La Pedriza, de al menos dos horas de ida y otras dos horas de vuelta. Iba con mi hermana y más familiares, los veía comer sus bocadillos y yo comía mis naranjas. Curiosamente, yo tenía más agilidad, me sentía más ligera, el cuerpo más liviano, y eso me dio más ánimos para seguir, observar el cambio. No tenía la necesidad de comer, me fue genial.

Lo más gracioso fue que cuando regresamos de una caminata larga. Mis familiares comentaron que iban a cenar y yo les dije: «Voy por mi táper de naranjas» y corté varias. Mientras ellos comían la típica comida ecuatoriana, pues somos de ese país, yo comía mis naranjas. Me tomé en serio la cura y la pude llevar a cabo, a pesar de las tentaciones. Me sentía tan a gusto con mi cuerpo, lo notaba tan liviano, no tenía sueño, no me encontraba cansada. A nivel intestinal, noté que la mucosidad iba disminuyendo y que ya no había sangre en las heces y, cuando terminé la cura, después de un tiempo me apeteció hacer la de las cerezas y noté cómo toda la mucosidad del cuerpo iba desapareciendo. La de las cerezas la hice solo durante siete días.

Lo que más me ha gustado de esta experiencia es que, durante esos diez días, mi hija Aitana, de once años, me veía seguir la dieta, mientras yo le preparaba a ella su comida de siempre. No tocaba ni un poquito de su comida, solo mi táper de naranjas, y ella me observaba en silencio. También me vio comer cerezas siete días, y en esa ocasión me dijo: «Mami, a mí también me apetece hacer lo que tú haces, quiero comer solo cerezas durante un día». Y así fue, un día completo de solo cerezas, su primera vez. Le gustó y dijo que no había pasado nada de hambre. Me gustó mucho comprobar que, cuando nosotros hacemos cambios, los hijos nos observan y quieren imitarnos. Por ejemplo, mi hija se apuntó y ahora quiere hacer la de la sandía conmigo.

La experiencia me ha ido genial y te doy las gracias, Suzanne, por ser un ejemplo tan bueno en la forma en que has criado a tu hija, las enseñanzas que le has dejado; al final estas recogiendo el fruto, al ver como ella sigue tus pasos. Eres mi inspiración; las dos estamos en la misma situación, separadas y con una hija, por eso te has convertido en un ejemplo a seguir. Me siento muy agradecida. Me ha encantado hacer las curas de naranja y cerezas. Me he leído tus libros *Alimentación consciente* y *Menús conscientes*, y ahora estoy cambiando la forma de comer: comiendo más alimentos integrales, haciendo cambios en mis hábitos, mejorando cada día...

MONODIETA DE CEREZAS

Os voy a explicar cómo se debe hacer para sacarle el máximo partido y obtener todos sus beneficios. Unos días antes hay que procurar comer variedad de frutas, hortalizas y verduras para preparar el organismo. Elige un máximo de siete días durante los cuales puedas tener paz y tranquilidad para asegurarte un estado óptimo, de modo que tu cuerpo pueda aprovechar las cerezas en abundancia, sin grandes exigencias de trabajo o de horarios que te puedan impedir tomar el descanso necesario o comer las cerezas en el momento en el que sientas hambre.

Prepara por día un mínimo de un kilo y medio de cerezas. No comerás ningún otro alimento. Es preferible comer un buen puñado de cerezas periódicamente a lo largo del día en vez de sentarte tres veces (desayuno, comida y cena) a comer medio kilo y hartarte. Entre cada comida procura tomar suficiente agua, preferiblemente que no sea del grifo y que sea de muy débil mineralización, porque las cerezas remueven muchísimo las toxinas en el cuerpo y estas entran en grandes concentraciones en la sangre, pero si hay suficiente hidratación la eliminación será rápida y fácil. Procura descansar cuando el cuerpo te lo pide, pero eso no significa que te quedes sentado viendo la televisión todo el día, porque el movimiento va a favorecer la circulación y eliminación de las toxinas sobre la marcha.

Es una monodieta curiosa en el sentido de que no produce picos y bajadas de azúcar en sangre y, como consecuencia o beneficio, no sentimos hambre. Lo contrario a lo que sucede con la monodieta de naranjas, que de repente te entra mucha hambre y tienes que sentarte a comer o sí o sí en ese momento, o tomarte al menos un vaso de zumo. En cambio, con las cerezas todas las personas que nos han acompañado se han alegrado mucho de no sentir hambre. Es una dieta muy agradable y fácil de hacer, muy placentera y con un resultado maravilloso. Lo ideal es hacerla durante una semana entera, pero si no tenemos esa posibilidad haremos menos días. En cualquier caso, no te niegues a hacer la cura porque tienes menos tiempo. Si es un día o treinta y seis horas, fantástico. Si son dos, mejor. Si no puedes hacer la monodieta, al menos procura que el desayuno y la cena sean a base de cerezas. La temporada pasa muy rápidamente y luego ya entramos con otras variedades de frutas y otras posibles monodietas que podemos hacer. Recomiendo a todo el mundo que aproveche al menos una semana al año para hacer esta cura de cerezas, preferiblemente que sean ecológicas o de algún conocido que tenga cerezos y que estará encantado de que lo ayudes a recolectarlas. Si no son ecológicas, las lavaremos muy bien con agua y un poquito de limón o vinagre de manzana para eliminar los pesticidas e insecticidas.

Mi cura de cerezas,
por Yolanda Muñoz Parra

Hay libros que, al leerlos, inspiran las vidas de sus lectores, y a mí me cambió la mía la lectura de *Alimentación consciente*, de Suzanne Powell. Con ese libro aprendí a responsabilizarme de mi vida, no solo a nivel de salud sino también personal. Cambié las excusas, todos los «es que...», por «¡este es el momento!». Hay que ser conscientes de que somos lo que elegimos ser y ahí está nuestro trabajo personal con nosotros mismos. Gracias a ese libro, dejé el tabaco, curé mis migrañas, mi insomnio y el estreñimiento; además, descubrí el mundo de las monodietas, y cómo y cuándo hacerlas para obtener todos sus beneficios. Y así, siguiendo los consejos y el ejemplo de Suzanne, solo tuve que esperar a que llegara la estación idónea para experimentar en mi propio cuerpo una cura de cerezas; comencé en julio de 2021. Para mí, esta monodieta de siete días supuso un desafío a nivel personal, puesto que quise hacerla sin renunciar a mi vida cotidiana, con el propósito de mantener mis actividades, mis compromisos y mi vida social lo más intactos posible, sin grandes modificaciones. No quería que mis días de cura implicaran un cambio drástico en mis hábitos diarios.

Mis actividades deportivas. Puedo deciros que logré realizar mis entrenamientos, aunque tuve que bajar la intensidad. Me encanta el deporte y lo practico una hora y media al día, seis días a la semana. Me sentí con energía y fuerza para llevar a cabo los ejercicios con pesos libres (mancuernas, barras, *kettlebells*), ya que mi entreno está basado en el entrenamiento funcional. También quisiera destacar que durante esa semana mi recuperación muscular fue más rápida de lo habitual.

Mente y cuerpo. Al tener unas buenas digestiones, mi cuerpo estaba más despierto y alegre, mi mente más lúcida y activa, y al mismo tiempo favoreció gratamente mi descanso, tan necesario para la regeneración de mi cuerpo. Incluso incorporé a mi rutina cuarenta minutos de siesta diarios, ya que mi cuerpo me lo pedía. Con respecto a la piel, durante esos días la sentí más jugosa. Aparte de la ingesta de cerezas, preparé infusiones con sus rabitos, que me permitieron estar más hidratada, facilitándome así la eliminación de líquidos y toxinas. Al final de la monodieta, vi que había perdido cuatro kilos, y sobre mis evacuaciones deciros que estuvieron presentes hasta el cuarto día y en los restantes no hubo, algo que no me inquietó porque me sentía fenomenal. Un último apunte, por la mañanas sí que me levantaba con un poco de sequedad en la boca.

Compromisos sociales. Los pude realizar sin ningún problema. Por ejemplo, me surgió una merienda con amigos y para no tener que faltar a la cita, simplemente me llevé mi táper de cerezas. Reto conseguido, porque para mí era el desafío más difícil de llevar a cabo.

¿Qué descubrí con la cura de cerezas? Mi hambre real. Durante los primeros días de ingesta me sentía cómoda, saciada, pero según pasaban los días crecía mi hambre, tuve que aumentar la cantidad de cerezas que comía. ¿Qué estaba pasando? ¿Era hambre u otra cosa? Me detuve a observarme y solo entonces entendí que mi cuerpo echaba de menos la textura de los alimentos (denso, duro, granulado...), esa sensación que percibimos en nuestra boca cuando masticamos diferentes alimentos. Yo en particular echaba de menos las texturas duras, ya que en mi alimentación el ochenta por ciento de lo que como es crudo, y eso provocó que mi mente sintiera hambre. En cuanto comprendí el origen de esa hambre, esta desapareció, mi cuerpo se relajó y volvió a su punto inicial de saciedad.

¿Qué me regalaron las cerezas? Todos los beneficios nutricionales de este fruto tan delicioso, pero además me regalaron presencia y escucha, dándome la oportunidad de adentrarme en el conocimiento de mi propio Ser, convirtiéndome en la observadora de mi propio cuerpo.

Gracias, Suzanne, por dar luz a mi experiencia con la cura de cerezas en este maravilloso libro, por dejarme compartir lo que para mí fue una vivencia muy positiva. Desde estas líneas animo a todas aquellas personas que deseen vivir su propia experiencia a que lo hagan. Cuando nos comprometemos de una manera autónoma, ya hay una acción consciente de lo que se hace y una motivación sana para así actuar. La intención de querer hacer algo es ya un paso gigante para poder llegar a la meta.

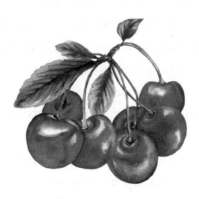

MONODIETA DE UVAS

Descubrí la cura de uvas a través de las conferencias que daba Marc Ams en su centro de salud. También leí un libro de Basil Shackleton que se titula *La curación por las uvas*, que me ayudó mucho. Consiste en seleccionar una variedad de uvas, de diferentes colores y clases, y sobre todo que no sean las uvas más dulces, las moscatel. La idea es comer una cantidad mínima al día de un kilo y medio (no hay cantidad máxima), y alcanzar veintiún días completos de monodieta.

Aquí en España la temporada de las uvas es el mes de septiembre, por eso hay que aprovecharlo al máximo. Además, nos sirve para hacer detox después de todos los posibles excesos de las vacaciones de verano. Las primeras uvas suelen ser muy agradables de comer y poco dulces, los racimos son muy apretados. Mis favoritas son las pequeñas negras, con un sabor ligeramente dulce y que rebosan de zumo. Las verdes también son muy ricas, pero el sabor es más dulzón.

Para arrancar con la cura hay que procurar no tener uvas demasiado dulces porque los primeros días, al hacer una monodieta, estamos acostumbrados a sentir plenitud en el intestino y esa satisfacción de sentirnos llenos, y tendemos a comer bastante cantidad. Si eso lo hacemos con una fruta dulce, nos vamos a hartar enseguida.

En la práctica yo comía un kilo y medio, máximo dos kilos al día al principio. Los días sucesivos, cuando el estómago se va encogiendo, notas que no necesitas tanta cantidad. Aun así, hay que mantener un mínimo de kilo y medio para aprovechar todos los beneficios de la uva. También puedes preparar zumo, añadiendo algo de agua si lo prefieres más diluido. También, como capricho, alguna vez he hecho polos (paletas). Quedan muy ricos y, como todavía hace calor en septiembre, de vez en cuando sacaba un polo de la nevera. Me refrescaba y el sabor es delicioso. Es una pequeña trampa. Obviamente, no vamos a hacer la cura de uvas a base de polos de zumo, pero te puedes dar el capricho de vez en cuando, y que sea con zumo de uva ecológico.

Por cierto, advierto que no vale el vino. Sé que algunos estáis pensando que se puede tomar vino, ya que al fin y al cabo es uva fermentada. ¡No nos hagamos ilusiones de este tipo! No sé cómo acabaríamos al final de cada día. Durante la primera semana, todo va sobre ruedas, no se suele pasar hambre, aunque empiezas a soñar con una zanahoria, una tostada, una ensalada. Se va perdiendo el ansia por sabores que uno anhela normalmente, por ejemplo, una bolsa de patatas fritas, o una tableta de chocolate, una hamburguesa (aunque sea vegetal). Cuanto más líquida sea tu dieta, menos te apetecerán esos alimentos concentrados. Es una buena oportunidad para desintoxicarnos y también para quitar los vicios y controlar las posibles alergias. Uno se va encontrando cada vez mejor y, generalmente, se va bien al baño, aunque no como cuando comemos cereales y pan, y comida más normal.

Lo que vamos a provechar más de la uva no es solamente la piel, el jugo y la pulpa sino también la semilla. Es muy importante, porque hay un suplemento, que de hecho, se llama extracto de semilla de uvas, que contiene antocianinas, un gran antioxidante que favorece mucho la regeneración de la piel; contiene pigmentos antioxidantes que nos van a aportar muchos beneficios. La pepita de la uva no es siempre agradable de tomar, sobre todo en las uvas negras porque es muy dura. Estas semillas se pueden desechar, pero las de la uva blanca o verde, uva italiana de mesa común, esas son más blanditas y recubiertas de una sustancia gelatinosa, más fáciles de masticar. Hay que triturar la semilla de la uva en la boca bastante, porque, si no, no nos beneficiaremos de sus propiedades. Si las pasamos sin masticar, tal como entran así saldrán en las heces, y de esa forma no vamos a obtener ningún beneficio extra.

Para entrar en la monodieta de uva es conveniente hacer unos días antes una dieta bastante limpia e ir eliminando los vicios y, sobre todo, los alimentos más concentrados como la carne, el pescado, el queso, los huevos... Que predominen en nuestro menú las verduras, las ensaladas y la fruta variada. Justo el día antes de empezar la cura, se puede hacer una dieta de solo fruta variada de la estación.

Terminados los veintiún días hay que hacer una salida correcta y no precipitarse en comer alimentos concentrados, sólidos. Preferiblemente, seguimos comiendo uvas con fruta variada durante un par de días, y luego vamos introduciendo verdura cocida o al vapor, alguna compota de manzana, o ensalada bien picada, con aceite de oliva. Estaremos una semana de transición, antes de empezar a comer alimentos más fuertes. Si hemos estado veintiún días solo comiendo uvas y bebiendo zumo de uva o agua, nada más, hay que tener en cuenta que el aparato digestivo entra en un modo de trabajo menos intenso, en un modo prácticamente de descanso, y no hay mayor producción de enzimas digestivas. Después de tres semanas hay que ir despertando su actividad. Un beneficio añadido de salir de una monodieta es la posibilidad de observar si somos potencialmente alérgicos a determinados alimentos. Podemos llevar un diario en el que anotemos los que vamos reintroduciendo, y si alguno de ellos nos provoca una reacción. Tras una monodieta o ayuno, el cuerpo está en las condiciones adecuadas para hacernos saber qué nos sienta mal.

Eso me pasó a mí, que tenía mucha afición al alioli, y usaba uno de bote que compraba en una tienda dietética. Me resultaba muy cómodo para salir del paso y no tener que prepararlo en casa. No recuerdo exactamente todos los ingredientes más allá del ajo y el aceite, pero recuerdo que, al cabo de un par de días de dieta de transición, decidí añadir un poco a la verdura; enseguida me llené de mocos y me puse a estornudar. Supe que ese bote lo tenía que descartar o no consumirlo muy frecuentemente. Otras personas quizás descubran que los lácteos no les sientan bien, o alguna marca de algún alimento, o algún tipo de leche vegetal que sienta más pesada. Es bueno hacer ese diario y tomar nota de esas observaciones.

Yo he llegado a hacer hasta cuarenta días de cura de uvas, porque fue un reto entre un grupo de amigos. Pensamos que daño no nos haría, y la verdad es que fue absolutamente increíble. Más allá de veintiún días, se retiraron la mayoría, pero yo tuve esa curiosidad innata del: «¿Y si hago más, ¿qué pasará?». La verdad es que, a partir de la segunda o tercera semana, dejé de perder peso. Eso es algo que la gente suele notar, sobre todo la primera semana, pues se pierden kilos y eso, en muchas ocasiones, es algo muy bienvenido. Pero llega un momento en que, aunque sigas comiendo lo mismo o menos, el peso se estabiliza y empiezas a gozar de ligereza, en general. No hay actividad digestiva importante con lo cual todo el riego sanguíneo circula con fluidez y tienes la cabeza muy despejada. La limpieza se hace muy profunda, el cuerpo está ya libre de toxinas y eso nos beneficia mucho, pero el peso se estabiliza. Aquello me sorprendió.

Notaba el blanco de los ojos muy limpio, tenía más energía que nunca. Estaba aburrida de uvas a no poder más, pero como fue un reto me pudo el orgullo y seguí hasta el final. La verdad es que, tras el atracón de cuarenta días, ni siquiera quise comer las doce uvas ese fin de año. Para mí fue casi como un retiro espiritual, un ritual, un experimento con mi cuerpo. No lo repetí nunca más, pero como experiencia me sirvió y enseñó mucho. Obviamente, estuve muy atenta a la hora de reintroducir los alimentos, y me encontraba estupendamente bien.

Si tenéis problemas de salud, os recomiendo leer el libro de Shackleton, donde relata toda su experiencia personal, y no recuerdo de qué se curó, pero sé que todos los trastornos a nivel digestivo desaparecen, esta cura desinflama en general, alcaliniza el organismo. La uva tiene la peculiaridad de que nos aporta fibra, azúcares naturales, agua y los beneficios de la semilla. Por eso, permite que podamos hacer una cura larga, no como otras frutas. No nos fallan las fuerzas, ni los ánimos, ni las ganas, porque estamos aportando energía constantemente y el tránsito intestinal funciona a la perfección (eso sí, notaremos que el volumen de las heces es mucho menor debido a que simplemente estamos comiendo uvas con piel; este resto será lo único que encontraremos cuando vayamos al baño).

Se nota principalmente en pelo, piel y uñas. Brillo en la cara, en los ojos, la mente muy despejada, nivel energético increíble. Sensación de confort digestivo y bienestar en general. Y, si tienes enfermedades, estamos apoyando a que el cuerpo, a través de su propio sistema inmunitario, vaya trabajando y aprovechando el descanso fisiológico para restablecer el orden y la armonía en el organismo.

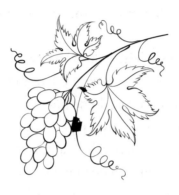

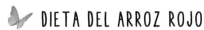 DIETA DEL ARROZ ROJO

Como ya he explicado en libros anteriores, como el de *Alimentación consciente*, en el Oriente se inventó hace mucho tiempo esta dieta como parte de las prácticas de la macrobiótica, aportando al cuerpo lo máximo de lo que se llama «polo positivo». Cuando el cuerpo está enfermo, hinchado, pesado, decimos que esa persona tiene exceso de polo negativo, así que hay que aportar alimentos de polo positivo para favorecer que el cuerpo pueda contraerse y restablecerse. El arroz rojo integral es polo totalmente positivo. La dieta consiste en consumirlo cocido con el doble de agua que de arroz, habiéndolo lavado previamente. Se mete en un cazo y se deja cocer el tiempo necesario y se apaga un ratito antes de que se haya absorbido todo el agua. Con el calor que queda en la olla el arroz absorberá el exceso de agua y el grano en vez de romperse —y cambiar de polo— quedará intacto.

La idea es comer el arroz a palo seco, con el único añadido del gomasio. El gomasio es una mezcla de sésamo crudo, que se tuesta en la sartén sin añadir aceite, luego se muele y se añade sal que también se ha tostado previamente. Echa muy poca cantidad para evitar hartarte antes por el exceso de sal. El gomasio se puede espolvorear sobre el arroz o se puede poner una cucharada en un lateral del plato y comer el arroz como lo hacen en los países orientales, con las yemas de los dedos apretando los granos y pasándolo por la mezcla de gomasio.

Se mastica durante un buen rato para convertir el arroz en un líquido lechoso. De esta manera, estamos *bebiendo* el arroz que se ha convertido en nuestra medicina. Es preferible hacer pequeñas comidas a lo largo del día, solo cuando tienes hambre, tomando el equivalente a un cuenquito o bol pequeño, en lugar de poner una gran ración de arroz como si fuera el plato principal de un restaurante. Así será como un ritual, como una ceremonia, respetando tu cuerpo, sin apresurarte, disfrutando, masticando y siendo muy consciente de la cura que estás haciendo.

La cantidad de arroz que puedes consumir en un día es variable, pero, en general, será suficiente con un vaso. Hay que añadir dos vasos de agua para su cocción (que no sea del grifo, preferiblemente); esa cantidad de arroz te durará dos días, según tu estatura y ganas de comer. No pienses que vas a comer grandes cantidades. Normalmente el primer día se come más, pero cuando pasan dos o tres días solo vas a comer pequeñas raciones. Es importante saber que el único líquido que vas a ingerir será agua que haya sido hervida. La tomes fría, caliente o templada, tiene que haber pasado por ebullición. El agua sin hervir es polo negativo, pero hervida es más polo positivo. La idea es que bebas tu comida y que mastiques tu bebida. La cantidad de agua que vayas a tomar tiene que ser muy limitada, porque es una dieta más bien seca, y recuerda que al masticar el arroz lo has convertido en un líquido lechoso.

Lo que vamos a conseguir es que el campo magnético se fortalezca y que te sientas con la cabeza más despejada. Cambiará tu vibración o frecuencia a polo positivo, con lo cual los órganos se preparan para recibir ese cambio y los quistes se reducen, los tumores también, la hinchazón o retención de líquidos también cambia de polo y se produce una contracción de energía que ayudará a que esos órganos puedan sanarse. No estamos hablando de curar nada, sino de cambiar la vibración para que el cuerpo se sane solo.

Eso lo haremos durante tres, o siete o veintiún días. Con solo tres días de la cura de arroz rojo se pueden eliminar los problemas de estómago como los ardores, exceso de ácido, el reflujo, todo mejora con esta dieta. Para problemas más graves, como enfermedades degenerativas, se procurará hacer siete días. Para personas que quieran hacer un cambio radical y, sobre todo si han pasado por un cáncer y quieren recuperar su vibración y cambiar ese polo negativo por haber acumulado mucha radiación en radioterapia, se aconseja hacer los veintiún días. Cada uno escuchará su cuerpo y sabrá hasta dónde puede llegar. Han de ser tres, siete o veintiún días.

Todo esto se descubrió, por cierto, por lo ocurrido en la II Guerra Mundial, cuando en Japón tuvo lugar la explosión de la bomba de Hiroshima. En aquella ciudad había dos hospitales, uno era el rico y el otro el de los pobres. El hospital rico tenía una gran variedad de alimentos, una gran diversidad, y en el hospital de los pobres, de escaso presupuesto, la alimentación de los pacientes consistía solo en arroz rojo y gomasio. La radiación generada por efecto de la explosión provocó la muerte de todos los pacientes y trabajadores del hospital de los ricos. En cambio, los del hospital pobre sobrevivieron. Nadie sabía explicarlo. Como estaba regentado por una institución religiosa lo achacaron a que fue una intervención divina. En estudios posteriores se descubrió que había sido el polo positivo de la dieta del arroz, que compensó el exceso de polo negativo tras la explosión de la bomba.

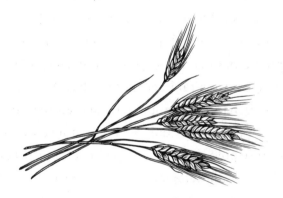

OTROS ALIMENTOS DE POLO POSITIVO

En cuanto a las frutas, serían las fresas, las nectarinas, las castañas, las manzanas, las cerezas y el melocotón tardío o melocotón de calanda, que es la fruta más densa y concentrada, al contrario de lo que es el jugoso melocotón de agua. El problema con la fruta es que contiene mucha agua y todos los alimentos que contienen mucha agua son polo negativo. En cambio, los alimentos más concentrados como los cereales, el pescado, los huevos fecundados (al contrario que los huevos de gallinas de granja), la leche de cabra, los quesos de cabra, son de polo positivo.

Entre los vegetales están la calabaza, la zanahoria, el puerro, el nabo, la rúcula y los berros siempre que sean de origen fiable y ecológico, porque si no pueden favorecer el desarrollo de infecciones de orina. También el brócoli, que por excelencia es el vegetal que contiene más polo positivo.

Entre los cereales, el arroz en general y sobre todo el integral y mejor todavía el arroz rojo, también el trigo sarraceno. Y entre las legumbres, el azuki.

De los pescados y mariscos, el salmón, las anchoas, el arenque, las gambas, los langostinos, el atún, el bonito, las sardinas, el bogavante, el lenguado y el caviar.

Entre las aves, el faisán, el pato, el pavo, la paloma, la codorniz, y los huevos fecundados.

De los aceites, el de sésamo. Los demás son de polo negativo, incluido el de oliva (aunque tiene un solo grado negativo).

Detox

En cuanto a las bebidas, tenemos el té de achicoria, el té de *kuzu*, el té de *umeboshi*, y el té de *ginseng*, todos de polo positivo.

Finalmente, tenemos los frutos secos, entre los que destacan el anacardo y la almendra (que tostada es aún más positiva).

{ SOPAS SUZANNE }

esde finales de octubre de 2020, hasta hoy, día 1 de agosto de 2021, han pasado ocho meses. Como ya he explicado, es un tiempo que he aprovechado para estar tranquila en casa y hacer detox. Quería ser lo más creativa posible, así que decidí hacer publicaciones en mi Instagram de videos de recetas que terminé llamando la «Sopa Suzanne». Sentí la necesidad de alcalinizar el organismo para crear un terreno perfecto para la proliferación de una buena salud.

¿En qué consisten estas sopas? Aprovechando que eran los meses del invierno, metía una selección de los vegetales de la estación en una olla: col, apio, cebolla, puerros, jengibre, cúrcuma, hojas de laurel, zanahoria, nabo, chirivía, hinojo... Añadía hierbas aromáticas y medicinales, como el romero y el tomillo, para hacer la sopa todavía más potente a la hora de fortalecer el sistema inmunitario. Se convirtieron en el plato principal de la mesa a diario, siendo muy apetecibles en el invierno. A veces, se puede comer la verdura por un lado y el caldo por otro. Otras veces como sopa, otras en puré. Lo que sobraba un día, servía para otro día.

Se popularizaron mucho estas sopas y numerosos seguidores decidieron sumarse a hacer estos platos ricos en su casa. Es importante que el intestino esté funcionando correctamente si queremos liberar toxinas del organismo. Qué mejor que la verdura, con su presencia de fibra y sales minerales, para alcalinizar y aportar los nutrientes que necesitamos para estar más sanos. Y, sobre todo, contamos con esa fibra que arrastra la toxicidad que suele quedarse adherida a las paredes intestinales. Es importante no utilizar agua del grifo, sino una de muy baja mineralización.

Hay algunas verduras que deberíamos evitar a la hora de cocinar nuestra sopa, debido a su alto contenido en oxalatos, como son las hojas de las acelgas, las espinacas y las hojas de la remolacha. Estos vegetales se deberían cocer al vapor. Si se hierven, no se debe consumir el agua de la ebullición, ya que los oxalatos se diluyen en ella. Una persona propensa a los cálculos renales, o que haya *parido* una piedra, sabrá exactamente lo que se sufre por el exceso de oxalatos.

Todos los demás vegetales dan buen sabor a la sopa. Si me apetece una sopa algo más sustancial, añado patata, calabaza o boniato. Prefiero la calabaza a la patata porque da un sabor riquísimo, un sabor dulzón no tan amargo como el que aportan ciertos vegetales; por este motivo, sobre todo a los niños y los jóvenes les gusta más. De vez en cuando, aprovechaba para incluir hierbas aromáticas y también verdolaga; me regalaron un manojo enorme y la añadí a la sopa, con un efecto bastante sorprendente. También el hinojo —tanto la hoja, como el tallo, o como el bulbo— es un ingrediente extraordinario. Si tienes tendencia a sufrir flatulencia, inclúyelo en tus platos, ¡te sentirás aliviado!, ya que ayuda a reducir ese efecto. Tengo mucha preferencia también por el comino en polvo para añadir a las recetas.

Una vez servida la sopa en la mesa, se puede picar ajo muy finito y añadírselo. Es recomendable hacerlo en el último momento, para que no pierda sus propiedades medicinales. Si cueces el ajo, deja de ser medicinal, y se utiliza más por sus propiedades saborizantes y aromáticas.

Si quieres encontrar las recetas, puedes visitar la serie Cool Cooking en mi Instagram: @suzanne-powell222. A continuación te dejo una de mis recetas favoritas.

Los ingredientes pueden variar según la disponibilidad. La cuestión es tener una buena base vegetal e ir añadiendo cada uno a tu gusto. Mi base es: cebolla y/o puerro, apio bien verde, nabo y col blanca, verde o morada, zanahoria y remolacha.

Sopa Suzanne Detox

- Verduras y hortalizas variadas: col, puerro, nabo, chirivía, cebolla, apio, zanahoria, remolacha roja...
- Hinojo
- Tomillo
- Salvia fresca o seca
- 2 hojas de laurel
- Semillas de cardamomo pelado
- Pimienta negra
- Jengibre fresco o en polvo
- Menta fresca o seca
- Comino en polvo
- Moringa en hoja o en polvo
- Artemisa fresca, seca o en polvo
- Clavo

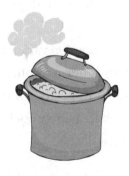

ZUMOS VEGETALES

En estos meses también he incluido algunos zumos vegetales y mi favorito por excelencia ha sido el jugo de zanahoria, apio, remolacha, manzana y jengibre. Si se toman los jugos, ha de ser mínimo media hora antes de las comidas principales. No es cuestión de beberlos rápido, sino de convertirlo casi en una ceremonia para asimilar todos los nutrientes que le estás aportando a tu cuerpo con el respeto que se merece.

Si son vegetales ecológicos, puedes tener la seguridad de que te va a aportar el máximo número de nutrientes. Si no son ecológicos, hay que pelar todos los componentes del zumo para evitar la ingesta de pesticidas, insecticidas, fertilizantes y sustancias tóxicas que se quedan adheridos a la piel durante su tiempo de cultivo.

Yo personalmente soy más partidaria de tomar las hortalizas en su estado natural, pero en el caso de que no tengas mucha hambre es preferible no comer, así que en este caso te estarías bebiendo las hortalizas. No todo el mundo tiene una licuadora en casa, así que garantízate que puedas tener en tu frigorífico todas las hortalizas frescas de la temporada para ir haciendo ensaladas ricas, revitalizantes, frescas y cargadas de enzimas, minerales y vitaminas, que es justo lo que necesita tu cuerpo en la estación que corresponde a su presencia en abundancia en el mercado.

En el verano me encanta el gazpacho, pero no le pongo vinagre, ni limón ni pan. Tomate en abundancia, pimiento rojo y verde, pepino con un poco de su piel, algo de cebolla tierna o morada, aceite de oliva virgen, pimienta negra y si alguien quiere ajo para darle sabor, pues un poquito, pero recordando que el ajo batido es muy intenso para el intestino, es muy fuerte y no todo el mundo lo tolera. El gazpacho es muy refrescante, alcalinizante e hidratante, sobre todo para los meses de verano. Puedes añadir hierbas aromáticas como la albahaca o la mejorana.

Quienes seáis aficionados a los jugos vegetales, podéis hacer vuestras propias mezclas, una muy agradable es la de remolacha con manzana o piña. Se pueden añadir hojas verdes, como la espinaca con zumo de limón, apio, pepino, manzana y jugos más verdes como el del perejil. Se puede experimentar a ese nivel añadiendo lo que a uno más le guste o apetezca en cada momento.

Hay muchos libros sobre jugos naturales disponibles en el mercado. En este libro, prefiero limitarme a mi propia experiencia, no pretendo crear un manual de detox y cubrir todos los gustos y tendencias. Me resulta más apetecible compartir lo que yo he aprendido.

Simplemente, regálale a tu cuerpo un zumo det ___, verás cómo cambia la textura de tu piel y su color también. Son muy beneficiosos.

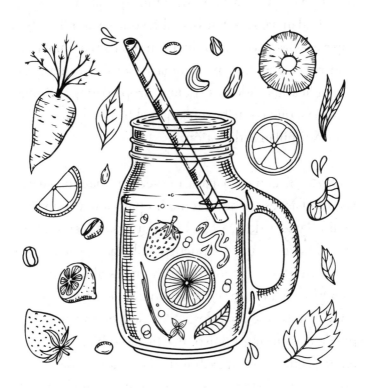

🦋 REMEDIOS NATURALES PARA LOS PARÁSITOS

Es bastante común en ciertos países, sobre todo en los más tropicales, que haya infección por parásitos, y la gente local suele tener sus propios remedios que se van transmitiendo de generación en generación. Por ejemplo, si vas de viaje a México, vemos que ahí hay papaya en abundancia, y los nativos saben que las semillas de la papaya, si las masticamos bien, sirven para eliminar parásitos, pues contienen carpaína, un alcaloide que ayuda a erradicarlos. Además, tienen propiedades antiinflamatorias, que contribuyen a que el hígado limpie toxinas y estimulan la digestión.

Papaya. Si comes papaya de vez en cuando, guarda las semillas, es un buen remedio para tener siempre a mano. Puedes desecarlas al sol y guardarlas en un frasco y, de vez en cuando, puedes molerlas o machacarlas en un mortero y esporvorearlas en los alimentos. Por ejemplo, en un yogur con un poquito de miel. Se puede poner también en batidos, en zumos, en infusiones, se puede consumir en polvo, masticado o bien macerado en un aceite. Al ser un sabor un tanto desagradable, hay otras formas de tomarlas, por ejemplo, en un batido de la misma papaya, en ayunas, al que añadirás unas ocho o diez semillas por vaso; cuando lo tomes, espera al menos media hora antes de ingerir otro alimento. Asimismo, se puede hervir en medio litro de agua una cucharadita del polvo de las semillas desecadas y tomar una taza de la infusión unas dos o tres veces al día durante una semana. Esta es una desparasitación que se recomienda hacer al menos una vez al año.

Calabaza. En la alimentación común, tenemos alimentos fáciles de encontrar como la calabaza. A menudo me hablan padres que tienen niños que han estado en contacto con gatos y perros en el parque y se llevan las manos a la boca y luego se encuentran con que tienen lombrices en las heces. Los padres me preguntan qué se puede tomar. Un remedio fácil, casero, es coger las semillas de la calabaza, preferiblemente frescas o sin tostar, ponerlas en agua, batirlas y hacer una leche. Es muy fácil de tomar, se cuelan las semillas ya batidas y queda una bebida blanca, que se puede endulzar con miel. Si no, se pueden pulverizar en el molinillo de café (claro está, sin el café), y tomar a cucharadas o mezclado con otros alimentos, y así el niño no encuentra el polvo. Si es mayor y puede masticar las semillas, un puñado de unas cuarenta semillas crudas o tostadas, bien masticadas también es un remedio efectivo.

Cebolla. La cebolla cruda también tiene un efecto desparasitante, mezclada con otros vegetales; por ejemplo, en un gazpacho. O puedes tomarla al vapor, o en sopa. O bien cebolla cocida mezclada con verdura y aceite.

Jengibre. Que no falte el jengibre, fresco o en polvo, o en cápsulas, o también como aceite esencial. Tengo costumbre de añadir siempre el jengibre a los jugos vegetales y también a las sopas y caldos de verduras. Si apetece, también queda muy rico rallado en ensaladas o en verdura, o incluso puedes masticar jengibre fresco.

Aceite de orégano. Algo mucho más potente es el aceite esencial de orégano. Atención, que es muy fuerte. No es cuestión de echar gotas a tu té ni a la sopa, porque es extremadamente potente. Se suele encontrar como suplemento, dentro de una cápsula de gelatina blanda, que se traga directamente y llega al intestino y allí se diluye, en lugar de en el esófago. El orégano también como hierba aromática se puede añadir a ensaladas, platos de verduras, de arroz, de pasta o legumbres, y también aportará su beneficio.

Ajo. El ajo crudo es pura medicina y en muchas culturas lo tienen muy presente para la desparasitación interna. Recordad que tenemos que usar el ajo crudo, ya que cocido pierde sus propiedades medicinales. Podemos disfrutar del ajo picado encima del tomate en una gran ensalada con orégano, pimienta negra, y así se ingiere muy fácil. También picado encima del plato principal. El ajo bien mezclado no se repite, pero si tomas de postre un trozo de melón, o un pastel o un dulce, o cualquier otra fruta no compatible con grasas y alimentos, entonces te sentará muy mal y te repetirá, que es de lo que se queja la gente. Te acordarás del ajo a cada rato durante horas. En general, yo como mucho ajo y quizás la gente es muy respetuosa y no me lo quiere decir, pero sabiendo que mis amigos son asquerosamente sinceros sé que si oliese muy mal a ajo me lo dirían. A mí no se me repite y nadie se ha quejado, pues, bien combinado, no produce ningún efecto adverso en el organismo. Así que, puedes disfrutar con total libertad del ajo crudo.

La cúrcuma. Al igual que el jengibre, la cúrcuma fresca se puede comer a bocados. No es picante, así que es más fácil de tragar. También en zumos vegetales, sopas, rallada, en platos de verdura o ensaladas, o bien mezclada como especia en sopas o en salsas que acompañen nuestros platos principales. En cualquier caso, que no falte.

La cayena. Si vamos a utilizarla como antiparasitario, es preferible tomarla como polvo en cápsulas. Los más valientes la pueden echar en sus guisos o platos de pasta, al gusto. Pica muchísimo, quema en la boca. Unos amigos me retaron a comer un bocado de pimiento de cayena, y yo, pensando que no sería para tanto, lo hice. ¡Tuve que dejar literalmente mi lengua en reposo en un yogur frío recién sacado de la nevera hasta que se me pasó la quemazón! Son cosas que se hacen de jóvenes, retos entre amigos. La cayena es muy medicinal, pero es mejor tomarla con cuidado. Curiosamente, es un remedio tradicional para la úlcera gástrica.

La lima. Su efecto antiparasitario es más potente que el del limón. Se puede tomar como zumo o como aliño en la ensalada. En países como México encontraremos mucho picante, mucho chile, como el chile habanero que pica a rabiar, y sobre todo lima. Esta fruta de color verde es muy pequeñita. Se exprime encima de la sopa, la ensalada, o donde te apetezca. Tiene muchas propiedades medicinales.

La canela. Tanto en polvo como en rama, la podemos utilizar para la compota de manzana o de otras frutas, o si queremos darles un sabor más exquisito a nuestros cereales. La canela siempre aporta un sabor muy exótico. Añádela a un plato de avena con tu fruta favorita. ¡Te encantará!

Nueces. También hay quien dice que su consumo es un buen remedio para los parásitos. Una ración para un adulto serían seis nueces enteras, se abren y dividen en dos, con lo que quedan doce porciones. Para los niños pequeños menores de doce años, sería la mitad.

{ APRENDER DE UN DETOX }

RECUPERAR LAS BUENAS COSTUMBRES DE ANTAÑO

La alimentación sana se ha perdido mucho con la industrialización. El hacer que se conserven los alimentos más tiempo, la megaproducción para llegar más lejos a la población y el añadido de conservantes y sustancias químicas para que esos alimentos puedan tener una vida más larga en la estantería del supermercado ha hecho mucho daño. La gente, por el tipo de vida que lleva ahora, busca lo rápido y fácil, y les resulta más sencillo meter una *pizza* congelada en el microondas y dar de comer a la familia en un corto tiempo. Antiguamente, había más tradición de sentarnos todos en la mesa a conversar, comentar la jornada y compartir lo que llegaba fresco al mercado ese día. El ama de casa salía por la mañana, iba al mercado, hacía la compra y volvía con su carrito cargado de productos frescos. Las familias eran más numerosas y se compartía todo, sin tanto capricho como hay hoy en día, cada uno a su bola y en su tiempo. En la actualidad las familias ya no se sientan todos juntos en la mesa, pilla cada uno lo que puede y sale corriendo con el bocado. Obviamente, hay excepciones como algunas culturas o religiones, para las que compartir la mesa, e incluso bendecir los alimentos, sigue siendo una costumbre casi sagrada.

En este tiempo además se han ido imponiendo los alimentos refinados. De hecho, la osteoporosis ha aumentado debido a que se empezó a considerar que el arroz blanco es más exquisito que el arroz integral. El arroz integral era considerado un alimento más basto y por lo tanto solo apto para los pobres. Antiguamente comíamos huevos fecundados, la gallina estaba con el gallo. Hoy en día el gallo ni conoce a la gallina, todos pasan por una fábrica donde están acumulados bajo un techo sin ver la luz del día... ¿Qué calidad de huevos pueden producir esas gallinas raquíticas y desmineralizadas? Eso pasa al alimento. Lo mismo podemos decir de las vacas y de las ovejas. Las cabras se salvan un poquito, porque el cabrero está en el monte y la leche suele ser de producción artesanal, igual que el resto de los productos derivados, siendo la producción bastante pequeña en comparación con la ganadería vacuna. Todo este proceso de industrialización y refinamiento ha conducido a más hospitales, más enfermos y más necesidad de consumo de medicamentos porque antiguamente prestábamos más atención a lo que comíamos. Como decía Hipócrates: «Que tu alimento sea tu medicina». El ser humano estaba más en contacto con la naturaleza, con los animales y con su comida fresca. De hecho, mucho del trabajo del campo era entre familiares que se ayudaban y uno gozaba de comer una lechuga, un tomate, una zanahoria que de verdad sabían a esas hortalizas. Hoy en día, está casi todo industrializado, esa bandeja de tomates todos igualitos que nos venden en los supermercados son un claro ejemplo. Los alimentos se han convertido en productos de ingeniería industrial para llegar a cubrir la demanda de la población. Tomates transgénicos, exactos en tamaño y forma, que encima no saben a nada.

Es muy triste, pero es la realidad. Por eso tenemos que intentar ir a favor del cuerpo y buscar lo más cercano, el productor local, lo más ecológico posible y, si no, a pequeños productores que tienen huertos familiares cerca de casa. Nos dará mayor garantía que no comprar en grandes superficies donde todo parece sacado de un cuadro, todo igualito y perfecto, aparentemente.

FACTORES TÓXICOS EXTERNOS

Creo que es conveniente que incluyamos aquí el estrés como factor importante a tener en cuenta. El estrés y la ansiedad crean una gran necesidad de parar, darle tiempo al cuerpo, la mente, el espíritu y las emociones, de hacer un descanso integral para que el sistema nervioso se pueda recuperar y reajustar el organismo y todo lo que de él dependa. La exposición a tóxicos también es un factor relevante, la radiación externa que recibe nuestro cuerpo en general, además de los alimentos irradiados para su conservación, que luego ingerimos. Los irradian para que duren más tiempo en la estantería. Son los que vienen en esas bandejas de poliespán cubiertos de plástico; estos alimentos han pasado por radiación, un método que mata todas las enzimas naturales. Al matarlas se anula el proceso de maduración por envejecimiento del producto. Si dejamos de lado una manzana con el tiempo se va secando, se va arrugando, y se va degradando para que las semillas queden expuestas para la germinación en el campo. Pero, curiosamente, esas manzanas que han pasado por la radiación no se transforman; se quedan tal cual en la bandeja durante meses, no se degradan. Esto una vez dentro del cuerpo hace que se acumule la radiación y, como consecuencia, la salud se resiente y la calidad de los tejidos orgánicos empeora.

También estamos expuestos a la radiación solar, que es saludable, siempre que respetemos el tiempo de exposición y los horarios recomendables para que no nos haga daño. Estamos expuestos también a la radiación que emiten las antenas de wifi, que están cubriendo el planeta y cada vez sometiendo al ser humano a mayor exposición. Todo esto hace que el organismo se debilite y que el sistema inmunitario no pueda trabajar al máximo, debido a tanta radiación acumulada. Es un motivo más por el que debemos optimizar nuestro consumo de alimentos crudos, aportando esas enzimas, pero también ser conscientes de que debemos reducir nuestra exposición al uso de dispositivos que nos ponen bajo radiación como pueden ser smartphones, tablets, iPhones, iPads, ordenadores portátiles, dispositivos Bluetooth y todo tipo de antenas inalámbricas tanto dentro como fuera de casa. La dieta del arroz rojo y el aporte de alimentos de polo positivo nos protegen del polo negativo de dicha radiación nociva (como explico en mi libro, *El cáncer, el renacer*).

En cuanto a los fármacos, la intoxicación depende de cada uno y de lo que hayan tomado a lo largo de la vida y hasta ahora. Hay personas que se han pasado la vida tomando antibióticos, antiinflamatorios, antidepresivos. El hecho de que una persona esté tomando medicación casi se ha normalizado. Claro que puedes llegar a los sesenta años y decir: «No tomo ninguna medicación», pero esto es casi la excepción a la norma. Cuando uno empieza a tomar una medicación, esta actúa favorablemente sobre un órgano o sistema en el cuerpo, pero también tiene sus efectos adversos. Curiosamente, cuando tomas una medicación para una enfermedad o disfunción en el cuerpo, y produce efectos secundarios, te mandan a otro especialista para tratar los efectos nocivos que dicha medicación ha provocado, por ejemplo, en tu hígado y tus riñones. Y ese especialista te da otra medicación que a su vez afectará a otro órgano. Entonces tendrás que ir a otro especialista y de ese a otro y así sucesivamente. No sería de extrañar que estuvieras cada vez más deprimido, más cansado, más apático, con menos ganas de moverte... Y ese sedentarismo te conducirá a problemas mayores.

En todo lo que se pueda, se debería evitar tomar medicación cuando haya otras soluciones, especialmente cuando hay sustancias naturales que nos da la Madre Tierra y que van a evitar que el problema o trastorno vaya a más. Si es a nivel de suplementación de medicina ortomolecular, hierbas, plantas, vitaminas, minerales, aminoácidos, aceites esenciales, todo ese tipo de cosas están ampliamente descritas en mi libro *Cambia ya*. Hay que permitir al organismo eliminar los efectos de la medicación, practicando buenos hábitos saludables y una dieta sana. Así, al menos, la medicación que está entrando tiene la posibilidad de pasar por los órganos de eliminación como los riñones, el hígado, la piel, los pulmones (a través del aliento), el colon y el recto, y no se acumula en el organismo para luego crear la predisposición a padecer quistes, tumores benignos y luego tumores cancerígenos. Hay que tener mucho sentido común, realmente, y darle la oportunidad al cuerpo para que funcione mejor.

En resumen, cuando una persona toma mucha medicación debería complementar su dieta con algunos suplementos que puedan facilitar esa eliminación de los tóxicos y solventar los efectos adversos de la medicación, sobre todo cuando es medicación que se toma de forma prolongada. Se aconseja consultar a un naturópata especializado en medicina ortomolecular para asegurar la compatibilidad de los suplementos con ciertos fármacos.

Me gustaría exponer la necesidad de desintoxicarnos de la vida moderna y de saber cómo podemos protegernos de ese tipo de intoxicación continua y su efecto acumulativo sobre el cuerpo. Para desintoxicarse está la dieta del arroz rojo y el consumo de hojas verdes, algas tipo espirulina o *chlorella*, y el aloe vera. Tampoco debe faltar un complejo antioxidante y un suplemento polivitamínico-mineral.

NO IMPORTA LO QUE PIENSEN LOS DEMÁS

Tal como lo he vivido yo, no ha sido nada fácil, sobre todo en mis inicios. Sentía que tenía que dar explicaciones continuas, especialmente en mi trabajo. Yo era profesora en un colegio privado de Barcelona, el St. Peter's School, con todas las miradas puestas sobre mí en el comedor, donde compartía la hora de comida con todos los alumnos, o a veces en la misma sala de profesores. Todo el mundo tenía esa innata curiosidad por lo que yo estaba haciendo y yo era totalmente consciente de que todos me miraban. Los más valientes se acercaban a preguntar, otros susurraban a mis espaldas, o comentaban entre sí mientras yo no estaba en la sala de profesores. Tantas veces he entrado y, de repente, se hacía un silencio denso e incómodo, y era consciente de que estaban hablando de mí: «Hoy Suzanne ha venido con una sandía y solo va a comer eso en todo el día, jaja». Para mí no era nada fácil, pero cuando tienes la plena convicción de que lo que estás haciendo es correcto para ti y que tú vas a ser el principal beneficiado, entonces, ¿qué más da lo que piensen los demás? «¡Qué más da!» es la frase que se ha convertido en mi mantra favorito.

Lo he vivido con amor y con humor, con frustración, hasta con rabia en ciertos momentos, porque a veces me hartaba de ser el centro de atención. Sin embargo, poco a poco con la experiencia y el paso de los años realmente entendí que lo que tenían muchas personas era envidia porque ellas mismas no tenían la fuerza de voluntad de hacer lo que yo hacía. Lo que para mí luego se convirtió en un hábito saludable, para otros era motivo de ataque y hubo un momento en que recibí muchas críticas cuestionando si estaba haciendo lo correcto, si me iba a quedar desnutrida, si estaba demasiado delgada... Llegó un día en que me cansé de todo eso y les solté: «Realmente, ¿tan mal me veis?». Ese día yo estaba especialmente guapa, la piel brillante, los ojos chispeantes de alegría, estaba llena de energía y además hasta recuerdo lo que llevaba puesto. Me había comprado un modelito de un pantalón de lino, tipo bermudas, de color arena, con un cinturón muy bonito y una blusa de color salmón entremezclado con color crema y un poquito de tono más oscuro, y estaba de estreno. Me encontraba superguapa e incluso los alumnos de secundaria me habían dicho: «Señorita, pero qué guapa, ¡cómo vienes hoy!». Sin embargo, ese día los profesores estaban atacándome, en el buen sentido de la palabra. Al final, levanté las manos para detener sus comentarios y les pregunté si tan mal me veían. «No, no, todo lo contrario, pero nos preocupamos por ti». Les contesté: «Vale, lo entendería si tuviera mal aspecto, la cara pálida, blanca, si estuviera desprovista de energía, sin ganas de interactuar, ni de hablar, ni de hacer deporte; entonces lo entendería, pero tengo un aspecto muy saludable, así que creo que es injusta tanta pregunta y tanta crítica». A partir de ahí, empezaron a dejarme un poquito más en paz. Imaginaos el silencio sepulcral después de haberme expresado con tanta firmeza y carácter irlandés, un momento de gloria a lo Escarlata O'Hara.

Mi hija también ha comido diferente a los demás niños, pues llevaba la comida saludable a la escuela, pero ella lo ha vivido de distinta manera porque tenía la experiencia y la información de su madre y sabía dar explicaciones. Los niños pueden ser muy curiosos y también pueden ser muy crueles. Un día ella decidió que no quería ser la niña rara y diferente, así que me dijo:

«Mamá, yo quiero ser como los demás». Tenía siete u ocho años, estaba en primaria, así que llamé al colegio y les dije: «Quiero que hoy Joanna coma lo que comen los demás niños, no importa lo que sea; ella lo ha pedido y así será». Cuando llegó al comedor, descubrió que había pescado. Le habían puesto verdura congelada, dos trozos de pescado a la plancha, algo de ensalada y algo de postre. Joanna tenía prohibido levantarse de la mesa hasta que el plato no quedara completamente limpio, con lo cual perdió toda su hora de recreo hasta que finalmente la monja que cuidaba el comedor le perdonó el segundo trozo de pescado. Llegó a casa esa tarde y dijo: «Mamá, te lo prometo, nunca más voy a quejarme de la comida que tú me preparas; no me mandes al comedor a comer lo mismo que los demás niños nunca más, me encanta tu comida». Así ella aprendió una buena lección, pero tuve que permitirle que pudiera experimentar lo que comen los demás y ver cómo le sentaba esa comida.

Es importante no caer en el fanatismo, pero sí ser consciente y práctico e inteligente a la hora de aportar al cuerpo lo que realmente necesita. Por eso es muy importante escucharlo, pero para hacerlo hay que conocerlo y conocerse a uno mismo. Es necesario prestar atención a esos síntomas que pasas por alto asumiendo que tú eres así. Diciendo cosas como que «siempre tengo dolor de cabeza» o «siempre voy estreñido» o «siempre tengo más hambre por la noche y por eso me atiborro de chocolate antes de dormir». Si no conocemos nuestro cuerpo, no podemos saber qué es lo que necesita. Hay que tener unos conocimientos básicos sobre la digestión, la compatibilidad de los alimentos, una correcta evacuación, y saber cómo se desintoxica el organismo de forma natural cuando le damos ese descanso fisiológico. Si tú no le das tiempo para relajarse y descansar, y así eliminar los desechos, llegará un momento en que tu cuerpo se enfermará y no te quedará otra opción que darle ese descanso. Tu cuerpo tiene su límite, su tope, su máximo en el que va a permitir la saturación de tóxicos, hasta que llega un momento en que tienes una vomitera, una diarrea o fiebre, y el cuerpo dice que no quiere más comida porque se tiene que ocupar de todo eso.

Antes de llegar a ese extremo, nos da siempre avisos o señales. Pregúntate de dónde viene tu dolor de cabeza, qué has comido en las últimas horas, mira si habitualmente coincide con algún tipo de alimento en concreto. Sabemos, por ejemplo, que las migrañas se precipitan a través de una sustancia que se llama tiramina, que está presente en lo que llamo «la fiesta francesa», es decir, el vino tinto, el queso (cuanto más añejo, más concentrada la tiramina) y el embutido. Estos tres alimentos contienen altas concentraciones de dicha sustancia y cuando esta se eleva en el organismo se produce la migraña. No hay que descartar otras posibilidades, como dormir con el móvil en la mesita de noche, desarreglos hormonales, un golpe de calor o deshidratación, hipertensión, mucho estrés, así como las alergias a algunos alimentos como los huevos, el marisco o el chocolate. Hay otros numerosos factores que conducen a ese tipo de dolores de cabeza.

Asimismo, conviene saber relacionar síntomas con hábitos o con determinados alimentos. Ya sean gases, diarrea, estreñimiento, o dolores y malestar en general. Cuanto más limpio esté el organismo, más fácilmente vamos a poder relacionar síntomas y causas. Si el organismo está sobrecargado o muy atascado no puedes disociar un alimento de otro, por eso es preferible hacer un ayuno o una monodieta para luego ir reintroduciendo alimentos poco a poco hasta que demos con el que nos está provocando la reacción. Tendrás la pizarra completamente limpia: introduces, digieres, evacuas y tienes confort digestivo. En el momento en que se acabe la armonía intestinal, analiza qué has comido y qué te ha sentado mal. Observa semanas o meses más tarde cómo te está afectando ese alimento y considera eliminarlo de tu dieta o reducir la ingesta para comprobar tu nivel de intolerancia.

MEJOR SER FLEXIBLES

Hace muchos años leí un libro muy interesante de Marc Ams titulado *El crudivorismo puede salvar tu vida*. Sobrevivir con alimentos crudos solamente es todo un reto. Hay personas que lo hacen; de hecho, tengo un amigo cuyo padre es crudívoro. Es cierto que este tipo de alimentación limitará tu actividad social mucho a la hora de adaptarte a eventos sociales. Sin embargo, si lo crees y te adaptas a esta dieta, es muy sana, siempre y cuando nos aseguremos de incluir frutos secos, germinados, aguacate, y hortalizas y frutas en abundancia. Hay que saber cubrir todas las necesidades básicas, los nutrientes y los aminoácidos esenciales para no tener carencias.

Hay diferentes niveles de vegetarianismo, veganismo, crudivorismo... Es mejor no llegar al punto de arrogancia o soberbia alimentaria, ni al fanatismo. Tal y como está el mundo hoy en día, tenemos que sabernos readaptar a las situaciones cambiantes; tras introducir un cambio muy brusco, el cuerpo necesita un periodo de adaptación. Yo me llamo «flexitariana», soy flexible con mi alimentación. En mi transición entre distintos tipos de dietas, he hecho de todo. Al principio me llevaba el profesional Marc Ams, quien me imponía dietas cada vez más estrictas. Eliminábamos poco a poco la carne y también el pescado, hasta llegar a hacer monodietas y ayunos progresivamente más prolongados. He de admitir que el proceso fue bastante paulatino, agradable, no me supuso un esfuerzo, por este motivo os invito a tomarlo con calma. No es cuestión de dar un salto brusco de la noche a la mañana.

Después de tantos años de experiencia, ahora reconozco que necesito ser más flexible para poder adaptarme a la sociedad, a los viajes, a los cursos. Anteriormente, yo era bastante radical y eso me limitaba en mis actividades y, de hecho, solo socializaba con personas afines a ese tipo de alimentación, por lo que he perdido grandes oportunidades porque evitaba ciertas situaciones que no me permitían cumplir estrictamente mi rutina alimentaria. Con el tiempo, he aprendido a valorar que si una comida está hecha con amor es preferible disfrutarla y agradecerla, respetando a las personas que han puesto mucho cariño en prepararla. Me adapto a lo que han preparado y procuro que la mezcla de los alimentos sea lo más afín a una buena digestión, sabiendo llevar bien el asunto para no ofender a los anfitriones. Por ejemplo, les diría: «Estoy llena, no me cabe el postre, ¿os importa si me lo llevo a casa y así lo disfrutaré más tarde?». Así no ofendemos, ni somos tan tiquismiquis, ni aparentamos ser lo que no queremos. Al menos para mí esto ha sido un salto, poder ser más flexible. Cuando he estado en Argentina, he comido el bife argentino. Nos invitaron a una barbacoa con alguna verdura, pero lo que más había era carne: tira de asado, vacío, churrasco, matambre, entraña, y salsa chimichurri, todo preparado con mucho cariño. Cómo no participar en esa comida preparada con tanta ilusión y amor. Por eso, creo que es necesaria la flexibilidad. En Perú comí el ceviche y también bebí el pisco *sour*, que aquí en España no probaría, pero compensa adaptarse al lugar que visitas con alegría y gratitud.

Por lo tanto, ahora soy flexitariana, aunque también he de confesar que en casa casi al noventa y nueve por ciento soy vegetariana, no tomo nada de leche de vaca ni quesos (excepto requesón de cabra), ni carne de vacuno o cerdo, solo muy de vez en cuando algo de pollo ecológico que me trae una amiga que tiene las gallinas en su jardín, o de un restaurante ecológico que frecuentamos mucho, Ecoencuentro. También de vez en cuando como algo de pescado en conserva, ecológico. Es más la excepción que la regla. En casa abundan el alimento crudo, las frutas, las hortalizas y las verduras. También mi famosa sopa Suzanne, cuyas recetas, como dije anteriormente, comparto en mi Instagram. Predominan los cereales integrales, el arroz rojo y la pasta integral, y los panes de espelta o de centeno, más que de trigo. Nuestra alimentación es bastante primitiva, saludable y no procesada.

NADIE ES PERFECTO

Muy importante para mí a lo largo de este tiempo ha sido el intentar seguir a rajatabla la correcta combinación de los alimentos. Sin embargo, estando de vacaciones el año pasado en Tenerife, me dejé llevar por el descanso, las islas, las playas, el queso rico, comer caprichitos como galletas, helado vegano, el picoteo mientras seguía series en Netflix o cuando compartía con amigos... Un poquito de desmadre, que no le viene nada mal a nadie. Pero, obviamente, hay que reconocer que es bastante adictivo porque es muy fácil desviarse de los buenos hábitos. Dado que estuvimos ahí durante un mes, a la vuelta ya notaba cierta pesadez en el intestino, y me costó eliminar esas toxinas y bajar esos kilitos de más que acumulé durante esos treinta días. Me alegro mucho de haberme dado los caprichos que me di, pero ahora soy más consciente que nunca de la necesidad de no prolongar los caprichos demasiado tiempo.

Lo bueno es pecar y luego rectificar. Y como se dice aquí en España, «que me quiten lo *bailao*». No hay que ser tan riguroso y dogmático con la alimentación, pero sí inteligente, y hay que saber cuánto es suficiente. Recuerdo que teníamos el frigorífico lleno de nuestras delicias de helados, el chocolate de caramelo salado y un suministro de galletas de chocolate ecológicas. Como estábamos mi amiga Patricia y yo de vacaciones, nos dejábamos llevar y nos convencíamos: «Todo se baja con una papaya». Y cuán felices las dos con nuestros mangos, las papayas, pitahayas, las infusiones, los polos de zumo de manzana para acompañarnos en nuestra estancia isleña.

Yo, Suzanne Powell, de vez en cuando también me porto un poquito mal. Para que veáis que no soy perfecta o, mejor dicho, soy deliciosamente imperfecta. Nunca es tarde para rectificar, una vez que has disfrutado de tu pequeño desliz alimenticio.

Pero la gran lección de todo esto, y por qué lo explico, es que ahora como he pasado por tantos meses de detox no me apetece nada volver a comer galletas. De hecho, trajimos unos cuantos paquetes de vuelta y ahí se quedaron, en la despensa. No me apetece nada comerme una bolsa de chips, ni un helado de caramelo salado. De hecho, no he vuelto a comprar galletas y tampoco helados. No es que no quiera comerlos, es que no me apetece el azúcar. Cuando empecé con el detox dejé de comer queso; de hecho, me regalaron un queso muy rico de las Islas Canarias recientemente y decidimos picotear un trocito para recordar los viejos tiempos y, curiosamente, no hubo manera de terminarlo. Poco a poco lo iremos saboreando, pero nos apetece más el requesón de cabra, ya que no lleva nada de sal y es mucho más ligero.

Es curioso, cuanto más limpio está el cuerpo, más rechaza lo que no le conviene realmente. Compruébalo por ti mismo. Sobre todo, fíjate en cuando tú estás haciendo el detox y de repente ves a personas comiendo algo grasiento y poco saludable. Lo primero que piensas es: «¿Cómo será capaz de meterse eso en el cuerpo?». Sé que muchos pensáis: «¿Cómo voy a ser capaz de dejar de comer chocolate?», o todas esas cosas que sentís o creéis que os dan tanto placer. En mi caso, la experiencia es que me siento muy bien como estoy y que si en algún momento quisiera *pecar* sería algo muy excepcional; no necesito la comida para aportar felicidad y armonía a mi vida. Como para sobrevivir, para disfrutar, para compartir socialmente y, sobre todo, como para cuidar el templo, que nos tiene que durar en buenas condiciones; cuantos más años, mejor.

Esta es mi reflexión tras ocho meses de detox.

Cuan más limpio el organismo, más fácil es escuchar al cuerpo y atender a los avisos que da cuando algo no va bien. Cuerpo sano, mente sana. Y nunca mejor dicho. Teniendo en cuenta que las toxinas en circulación también llegan al cerebro, no es de extrañar que afecten al humor y el comportamiento. Un exceso de estimulación, a través de las excitotoxinas como el glutamato monosódico, altera el sistema nervioso y desde ese punto se desencadenan las reacciones que pueden inducir hasta a una crisis epiléptica o a la muerte. De ahí la importancia de cuidar la salud física, incluyendo también la salud cerebral.

Cuando hacemos un detox en general, el cerebro se beneficia, y precisamente al movilizar las impurezas podemos sentir dolor de cabeza como síntoma de este detox. Con más líquidos, más reposo y calidad de sueño, todo pasa más rápido. No hay que alarmarse. En el libro *Cambia ya*, explico detalladamente cómo tratar el dolor, la inflamación, los trastornos digestivos y cómo sustituir todo lo tóxico por sustancias naturales y de fácil disponibilidad. Conviene tenerlo a mano para saber actuar cuando sea preciso y para reducir la carga tóxica en general. Es un gran complemento a este libro junto a *Alimentación consciente* y *Menús conscientes*.

{ DETOX EN LA MENTE }

Cuando uno no está en equilibrio mental, ni bien psicológicamente, por culpa de las relaciones tóxicas que tiene con personas en su entorno, la desintoxicación de la mente requiere ir a otro estado de conciencia. Nos referimos a relaciones con familiares, compañeros de trabajo, vecinos, personas de las cuales no te puedes escapar. No hablamos de una relación de amistad ni de una relación sentimental, porque en estas, cuando uno se harta, se va. Pero cuando no hay escapatoria, entramos en batallas continuas, queriendo tener la razón, con luchas de poder, imponiendo la voluntad de uno sobre el otro. La actitud suele ser territorial, posesiva. ¿Te suena? Puede pasar en las mejores familias, cuando menos se espera. En la adolescencia se exagera más todavía.

Puede aparecer en cualquier momento, sobre todo entre diferentes generaciones, porque cada uno quiere las cosas como desea y no está dispuesto a dejar ir. Cuando pasa esto, tiene que haber un salto cuántico de nivel de conciencia o se convierte en un karma muy pesado. Cuando se crea sufrimiento en otra persona, se acumulan deudas kármicas que se pagarán tarde o temprano. A veces las personas coinciden en esta vida por karmas de vidas anteriores; han elegido encontrarse. Pero se puede salir de esa situación cuando uno comprende por qué se ha encontrado con ese ser humano. Estamos hablando de llegar a un nivel de comprensión en el que tomas conciencia y control de tu vida, asumiendo la responsabilidad de tus pensamientos, tus actos y convirtiéndote en el capitán que dirige su propio barco, en lugar de navegar a la deriva.

Cuando con la mano en el corazón entonas el *mea culpa*, estás dando el primer paso para arreglar el asunto; es un acto de humildad y de reflexión. Si ambas partes comparten esta actitud, es más fácil llegar a un punto de unión y establecer un acuerdo mutuo para que el uno no invada el espacio y la libertad del otro. Pero, cuando uno lo ve claro y el otro no, se genera un conflicto eterno. Uno desea rectificar, mientras el otro no va a soltar, se va a agarrar al cuello como un perro rabioso para conseguir lo que quiere. Debemos tener suficiente lucidez para evaluar si compensa o no quedarse ahí. Si el otro está aferrado a su ego, no puede ni verlo, ni escuchar, ni atender la solicitud o petición del otro, porque está totalmente ciego y sordo, pero tiene la boca muy grande.

¿Qué solución hay? A veces la mejor solución es darle toda la razón. Otra solución es el silencio. Otra es anticipar lo que viene e intentar no provocar, sabiendo exactamente cómo va a reaccionar el otro. Si no te queda otra, da un paseo bastante largo. Intenta ver lo bueno que pueda tener o aportar el otro, hablar de cosas que le puedan interesar para evitar la tensión. Todo esto va a depender de la edad, de la situación, de muchas circunstancias. No es tan fácil. Aquí doy una pequeña visión de lo que puede ser una situación en la vida de muchísimas personas. Sé que, en este momento, leyendo estas líneas, muchos lectores están diciendo: «Sí, lo sé, lo he vivido» y están buscando y deseando unas palabras de inspiración.

Cuando no estás a gusto con otra persona, lo primero que has de hacer es reflexionar sobre ti mismo, autoobservarte. ¿Qué estoy haciendo mal en mi vida? ¿Por qué estoy viviendo un conflicto con esa persona? Tenemos que perdonarnos a nosotros mismos por nuestros defectos y debilidades, o por explotar con ira debido a nuestra frustración o confusión. A veces, traspasamos la barrera de la comodidad y empezamos a atacar a quienes están a nuestro alrededor. Si esto ocurre, no debemos fustigarnos, lamentando lo que hemos hecho mal en determinadas situaciones, sino que es más beneficioso elegir el recogimiento y la autoobservación, sumamente importantes en el día a día. Que nos podamos acostar en paz dependerá de nuestra capacidad de perdonarnos o no por esos pensamientos, palabras o actos de ese día.

¿Quién dijo que venir aquí a vivir en este mundo fuese fácil? ¿Por qué está esa persona en tu vida? Probablemente ha elegido estar contigo para que tú puedas ser una versión más elevada de ti mismo. Seguro que está siendo tu maestro en este momento, demostrándote que todavía no has alcanzado la automaestría porque todavía te puede, todavía te controla, todavía estás atrapado en sus redes. No estás siendo tu verdadero *Yo Soy*. Todavía es capaz de bajar tu vibración. Tómatelo como una escuela, hasta que finalmente llegue la paz y puedas decir «prueba superada». Hasta que no llegue ese momento, usa todas las herramientas que estén en tu poder, pide ayuda, lee, mira videos en YouTube de autoayuda e inspiración, escribe tus pensamientos y tus reflexiones, habla con algún amigo o amiga que ya haya pasado por una situación similar. Sé humilde, pide ayuda cuando haga falta, incluso si es necesario la de un profesional.

Es curioso que cuando alguien pasa por una situación de ese tipo, no la ve porque está profundamente sometido dentro de esa espiral. En cambio, las personas en su entorno le pueden dar consejos, porque desde afuera observan exactamente lo que está pasando. Son ellos, precisamente, quienes nos pueden dar los mejores consejos para rectificar nuestro comportamiento en según qué situaciones. Hasta el mejor maestro tendrá a sus discípulos complicados y difíciles que le seguirán enseñando a ser todavía mejor maestro y superarse en el día a día. Me hace recordar una anécdota de un discípulo que se acercó a un maestro zen y le dijo: «Maestro, ¿por qué aguantas a ese discípulo tanto, si siempre está dando la lata y llamando tu atención e incordiando a todo el mundo?». El maestro le contestó: «Porque el día que se marche yo dejaré de aprender». Gracias a ese discípulo, el maestro estaba obligado a seguir aprendiendo. El maestro no está simplemente ahí para dar lecciones a sus discípulos, sino para dar ejemplo. El discípulo le daba la oportunidad de demostrar a todos los demás discípulos cómo se debe actuar en una situación así. Me encanta la historia, no hay maestros ni discípulos perfectos; todos estamos siendo maestros y discípulos a la vez.

A veces la relación con uno mismo es la más tóxica, por todo lo que pensamos sobre nosotros, por nuestras creencias. También pueden llegarnos muchas toxicidades externas que nos desestabilizan. Solemos ser nuestro peor enemigo. Sin embargo, las circunstancias no son importantes, sino lo que tú eres en ellas. Cada uno tiene su visión de las circunstancias, pero no todo el mundo puede dominarlas. La vida nos enseña, los conflictos son nuestros maestros. Si estás en guerra contigo mismo, solo a través de tus propias lecciones (a veces desgracias) aprenderás a salir del bucle. Perder a nivel económico, alejamiento de seres queridos, desaparición de los hijos, perder el trabajo, perder la salud y, finalmente, tener que hacer una llamada a la vida para poder sobrevivir, ser humilde y tener que aceptar las circunstancias como vienen y las consecuencias de la propia mente.

Tal como piensas, así será en tu vida. Si estás constantemente autosaboteándote, llegará un momento en que serás como el toro, que ve una pared de color rojo, la embiste y clava sus cuernos. Luego se separa con la cabeza ensangrentada. Se retira y vuelve a embestir la pared. Y lo hará tres o cuatro veces, hasta que el dolor sea tan grande que se lo piense y considere que no vale la pena seguir embistiendo. A veces, las personas han elegido vivir las duras experiencias de la vida como camino de automaestría, o quizás su ego no les permite ver con claridad y escuchar los consejos de los demás.

Hay quienes están así toda una vida, otros despiertan más rápidamente. A veces se trata de un cambio momentáneo, por ejemplo, cuando lees un pequeño artículo o ves una película muy dramática, llena de desgracias y, de repente, el protagonista hace algo, quizás un pequeño gesto, y la historia da un giro hacia un final feliz y piensas: «Oh, ¿y si yo hago lo mismo?». O cuando tomas un curso zen y empiezas a pensar un poquito diferente y a utilizar las herramientas de la respiración consciente y la meditación, y te das cuenta de que hasta entonces lo habías estado haciendo todo mal. Es un momento de comprensión y lo pillas en un segundo.

Puede que sea un niño que se acerca y dice: «Papá, no me gusta cuando estás enfadado así conmigo, yo no he hecho nada». Y al padre se le encoge el corazón y piensa: «Es verdad, ¿qué le estoy haciendo a mi hijo? Él no tiene que pagar por mis rabietas y frustración, tiene toda la razón». Ese padre se abre de corazón de repente y cambia radicalmente.

Todo depende del programa personal de cada uno, de lo que ha elegido vivir antes de venir. Uno elige, esta vida se trata de eso. Eliges ser feliz o eliges ser miserable. Eliges sufrir o eliges crecer, ayudar, valorar y apreciar la vida y a las personas que han elegido estar contigo en este paso por la Tierra. El ser humano tiene muy ganada esa indeseable maestría de las limitaciones de su mente y prefiere agarrarse a lo conocido en lugar de explorar y arriesgarse a descubrir algo diferente. Le cuesta salir de su zona de confort, por eso prefiere pelearse con sus demonios que dar un cambio a su vida saliendo de la rutina y variando el rumbo. A veces no le queda otra. Si esa persona no se para a pensar y a rectificar, puede terminar en un suicidio, consciente o inconsciente, pero le puede llevar a la muerte. Puede estar excavando su propia tumba con los pensamientos, con sus palabras y con esa visión destructiva que tiene en lo que respecta a sí mismo y a la vida.

Lo importante es darse cuenta a tiempo. Ser consciente del poder de la palabra y del pensamiento, como explico en mi libro *El reset colectivo*. La mejor herramienta, llegados a este punto de reconocimiento de la situación, es tomar el control usando el botón CANCELAR, y rectificar. Somos cocreadores de nuestra vida, conscientes o no. Cuando tomas las riendas, diriges tu vida con responsabilidad y lucidez. Cuando pronuncies o decretes algo negativo, reacciona de inmediato diciendo «cancelar», y así borrarás del programa lo que habías emitido. Lo importante después es rectificar, cambiando la polaridad del pensamiento o la expresión. Pongo un ejemplo; si decimos: «Mi vida es un desastre, todo me sale mal, nadie me comprende y me siento solo». Acto seguido, diríamos: «Cancelar. Mi vida es un éxito, todo me sale bien, me siento comprendido y estoy muy bien acompañado».

Te vuelves más cuidadoso con tu forma de pensar y de hablar. Aprendes a pensar antes de hablar. La autoobservación es imprescindible y hasta te divierte. Enseña a tus amigos y familiares a cancelar y rectificar y así os corregís sobre la marcha. En mi propio grupo de amigos y compañeros zen lo tenemos tan integrado que nadie nuevo que se acerca se libra de un cariñoso «cancelar» cuando mete la pata.

Los niños aprenden esto muy rápido y fácilmente lo aplican con sus padres con maestría. Soy partidaria de simplificar lo complicado, y si además es divertido, cala más hondo y llega más lejos. El efecto será duradero y contagioso. Así me lo enseñó mi hija Joanna cuando era pequeña, y gracias a esa nueva herramienta mi vida se transformó en un instante. El libro *El reset colectivo* está lleno de anécdotas, experiencias y sabiduría adquirida en mis inicios como escritora. Sentía la necesidad de compartir lo aprendido y lo superado para que otros pudiesen beneficiarse y cambiar a una vida más plena y consciente.

Lo grande se encuentra en las cosas pequeñas. Los pequeños cambios pueden ser el inicio de una gran transformación. Tú puedes cambiar el mundo cuando cambias tu forma de pensar y hablar. Escúchate atentamente.

{ DETOX EN EL CORAZÓN }

Las relaciones tóxicas normalmente se asocian a la relación en pareja. ¿A qué son debidas? ¿Cómo se identifica una relación tóxica? Realmente, si uno quiere profundizar más a fondo descubrirá que este tipo de relaciones tienen que ver con el karma de vidas pasadas. Es muy frecuente conocer a una persona y sentir una atracción mutua, súbita como un relámpago, y de repente caer en un enamoramiento incontrolable. Las cosas fluyen como si se conociesen de toda la vida, o de todas las vidas. Están en un estado de éxtasis, de fantasía, de enamoramiento, de sentirse en las nubes y con la necesidad de pasar todo el tiempo posible juntos.

De todas formas, es transitorio porque tarde o temprano empiezan a manifestarse situaciones que sacan lo peor de cada uno. Como desde el principio han vivido en la magia de esa relación fantasiosa, se van perdonando esas pequeñas faltas porque creen que todo va a estar siempre como estaba al inicio. Eso se empieza a traducir en faltas de respeto cada vez más repetidas, en dar por hecho que esa persona va a estar a tu lado para siempre, simplemente por el compromiso de creerse almas gemelas.

La relación continúa, pero se convierte en una especie de compromiso de amor-odio. Piensan que eso es amor, pero realmente no se da una comunicación honesta y sincera, y se cae en una rutina que causa después aburrimiento. Quizás hay otros beneficios que compensan esa relación, como, por ejemplo, la comodidad, las satisfacciones terrenales, un futuro construido sobre un pilar de cosas materiales, comodidades y facilidades, para tener una vida mejor que la que uno mismo puede permitirse. Ocurre también que, tal vez por miedo a la soledad, uno se conforma con lo que tiene. Posiblemente, como ocurre en muchos casos, empieza a establecerse una dependencia emocional, física, sexual, económica y también psicológica.

¿Por qué los implicados no se dan cuenta del drama de la situación, cuando otros desde afuera pueden verlo claramente?

«¿No ves que te está utilizando? ¿No ves que te busca como madre o te busca como padre? ¿No ves que está sacando provecho de tu generosidad? ¿No ves que te está utilizando solo para el sexo?». Eso causa cierta inseguridad, pero la misma persona o pareja ha caído en una espiral de emociones, de extremos opuestos, y pasan por varias etapas y fases de total dependencia, tanto para lo bueno como para lo malo. Puede que haya incluso hijos en común y sienten que tiene que aguantarse por su bien, cuando en realidad pueden estar afectando emocional y psicológicamente a los hijos por esa continua tensión que existe a diario.

Cuando uno no resuelve ese tipo de relación y decide abandonar, con todas las consecuencias, enseguida echará de menos el subidón de adrenalina de todo lo vivido durante semanas, meses o años, y caerá en la necesidad de buscar a alguien para reemplazar al anterior. ¿Y qué va a pasar? Lo más seguro es que atraerá a otra persona igual o muy similar a la que acaba de abandonar.

Cuando decimos que una relación tóxica puede venir de vidas pasadas, nos referimos a que ambos han sido pareja en otra vida y han elegido reencontrarse como almas de nuevo en esta vida para resolver sus problemas de otra existencia. Igual uno hizo mucho daño al otro en la otra vida, y ahora le toca sufrir en esta; o sea, ser víctima, estar en el otro lado. Por eso, a menudo cuando vemos ese tipo de relación automáticamente nos salta el pensamiento: «¿Y por qué le aguantas? ¿Por qué continúas ahí?». Curiosamente, vamos a ver que esas personas aceptan su propio sufrimiento y se entregan en cuerpo y alma a atender a quien puede ser su supuesto maltratador o agresor. De cara a la sociedad pueden incluso aparentar ser una pareja normal y corriente, feliz, con su abundancia, con sus actividades y su rutina. Solo los más allegados, los familiares cercanos o los más íntimos amigos saben realmente ver el sufrimiento a través de la puerta cerrada de la casa.

Las leyes universales rigen igual para todos, así que en las relaciones humanas nada es casualidad.

Cuando una persona ya ha aprendido a través de varias relaciones tóxicas, puede salir de ese círculo vicioso, primero reconociendo que tiene ese problema, aceptándolo, y perdonando al otro. Yo siempre digo que la fórmula para vivir en paz es: «perdonar, olvidar y aceptar». Y soltar; no hay por qué vivir en un estado continuo de sufrimiento como víctimas de la vida, lamentándonos y quejándonos continuamente. Podemos parar la situación y decir: «Acepto y agradezco a esa persona por todo lo que me ha enseñado y ahora me comprendo mejor a mí mismo y soy capaz de proyectar y atraer hacia mi vida algo en beneficio de una mejor evolución».

Como en el universo lo símil atrae a lo símil, en las relaciones también lo símil atrae a lo símil y hay una tendencia a repetir lo que uno ha observado y vivido con los propios padres y familiares cercanos. ¿Cuántos de nosotros podemos decir que hemos observado cosas en nuestros padres que no nos han gustado y luego nos hemos pillado haciendo exactamente lo mismo con nuestros hijos? Copiamos patrones, porque cuando nos encontramos inmersos en un lugar o unas circunstancias desde donde no podemos tener una fácil escapatoria, terminamos vibrando en esa misma frecuencia de los demás, y unos alimentan a otros, de manera que esa atmósfera se convierte en la normalidad de ese hogar. Puede ser una familia cuyos miembros se gritan, no saben hablarse en un tono normal. O que se faltan al respeto continuamente, que no son cuidadosos con los espacios compartidos. Puede haber una dejadez y un descontrol de emociones y del uso de todo lo que uno comparte en casa; cuando no se reparten las tareas y uno culpa al otro y hay una continua bronca, el ambiente que se crea en esa casa no es nada agradable. Cuando se normaliza, ese tipo de conducta descontrolada puede llegar a parecer lo más normal del mundo para muchas familias.

Solo cuando uno se aleja de ese tipo de situaciones se da cuenta de que eso no es lo correcto, eso no es lo que uno desea vivir y entonces busca la armonía. Por eso es tan importante cuando hay una situación crítica de relación tóxica escuchar a las personas ajenas que pueden dar consejos y hacerte ver cuál es la situación real vista desde afuera. Siempre y cuando estés dispuesto a escuchar estos consejos, porque en la mayoría de los casos uno no ve, ni quiere ver, ni entiende por qué alguien puede estar señalando que algo vaya mal. Lo primero porque siente mucha vergüenza, también su ego y su orgullo se sienten heridos; cosas muy humanas y naturales. Pero cuando te encuentras en una situación de la que no sabes salir, ese es el momento en el que has de pedir ayuda profesional, acudir a un psicólogo o un psiquiatra, o bien consultar con expertos en relaciones matrimoniales. Ese experto, que ni es amigo ni familiar, es neutral y va a ayudarte a salir de ese círculo vicioso y ese rol de posible maltratador y/o víctima. Se requiere tratamiento profesional y no se debe ignorar ni aguantar.

Tenemos un claro ejemplo; imagínate que has estado en el trabajo todo el día, estás de muy buen humor, llegas a casa con alegría de compartir lo vivido y, en cuanto entras por la puerta, el ambiente casi se podría cortar con un cuchillo. Todos bajo el mismo techo están peleados, hay gritos, nadie te saluda y si lo hacen es para decirte: «Ven a escuchar esto, ya verás lo que me ha dicho, no es culpa mía». De repente, te encuentras en una situación que no tiene nada que ver contigo, ni esperabas, ni te apetece. ¿Qué pasa? Lo más fácil es dejarte llevar y que ese ambiente te infecte a nivel vibracional. En cinco minutos seguramente sientes mala leche, frustración, ira, te sientes atacado, bloqueado entre varios contrincantes cada uno de los cuales quiere llevarte a su bando para que lo defiendas o seas cómplice. En ese momento, ¿a dónde se ha ido tu paz? ¿Dónde está ese buen rollo que tú traías? ¿Y tú qué has hecho para merecer todo esto, si no tienes la culpa y no sabes ni siquiera qué es lo que ha estado pasando? Entonces, ¿puedes llegar a ser neutral y escuchar a ambas partes sin juzgar? ¿Te van a permitir esa comunicación fluida sin interrupciones, cada uno defendiendo lo suyo? ¿Podrás mantenerte en silencio y solo observar mientras vayas haciendo tus cosas?

Permanecer ajeno a todo es a menudo una opción porque, cuando ves lo que hay, piensas: «Visto lo visto, creo que voy a deshacer mi bolsa del gimnasio, me voy a preparar un té, me doy una ducha y obvio todo lo que está pasando aquí en casa». Eso sería quizás lo más sano, sobre todo teniendo en cuenta todo el calor asfixiante que genera la ira en el ambiente familiar. O a lo mejor anticipas la batalla y optas por entrar en casa y, para que no te involucren, agarras tu bolsa del gimnasio, tu maletín, tus objetos personales, y con cualquier excusa te vas y decides no volver hasta más tarde. Otra opción muy saludable en la mayoría de esos casos. O utilizas alguna herramienta para controlar la reactividad y el sistema nervioso, como puede ser la respiración consciente del curso zen. U optas por el silencio absoluto, como si no existieras, como si no estuvieras, como si esta situación no estuviera sucediendo.

Cuando dos o más personas están peleándose nos podemos preguntar quién escucha. Si están hablando todos a la vez, ¿quién escucha a quién? Cada uno tiene su razón, y va a mantenerse a la defensiva. Habrá reactividad al cien por cien, saldrán el orgullo y la arrogancia. Ambos van a sacar cosas del pasado y totalmente fuera de contexto. Se convierte todo en un toma y daca de vibraciones, nadie gana y todos pierden; pierden en salud y pierden la paz.

Detox

Salir de esa situación es muy complicado. Esas vibraciones que causan el descontrol total y absoluto en una discusión, es lo que llamamos infección multidimensional, tema que he tocado bastante en los libros *Conexión con el alma* y *Vivir en paz*, *morir en paz*. En el universo lo símil atrae a lo símil. Lo mismo en las vibraciones, las altas vibraciones atraen a las altas, y las bajas vibraciones atraen a las bajas. Cuando alguien muere, mantiene el mismo carácter que tenía en vida. En muerte, busca a gente afín y la infecta. Esos espíritus disfrutan como no te puedes ni imaginar de peleas y de discusiones. Les encanta funcionar en grupo porque les hace sentir que tienen el poder, del tipo que sea: te pueden controlar a través de tus actitudes de manipulación, de adicciones, por tu ego, en las luchas de poder, a través de la violencia, los insultos, las groserías, la agresividad, la dominación o el maltrato. Luego, una vez ya terminada la pelea, cuando llega la calma y la reflexión, solemos decir: «Yo no sé qué me ha pasado, yo no quería decir esto, no quería hacer tal o cual cosa; no sé, algo me ha invadido y no me he podido controlar». Entonces, vienen la culpa y el arrepentimiento, y el patrón se repite una y otra vez.

Realmente puede convertirse en un auténtico infierno. Hay personas que terminan teniendo adicción a esas experiencias. Como decimos en España: «Les va la marcha». No lo pueden evitar, necesitan sus dosis de adrenalina, con cualquier detonante salta la chispa y, en poco tiempo, todo arde fuera de control.

¿Cuál sería la mejor solución cuando una relación de pareja se ha vuelto tóxica? Hay que tener en cuenta que, en el fondo, se han agarrado a esa ilusión romántica del amor pasional, la atracción física, el deseo, que sintieron desde el primer momento de conocerse, esa chispa y ese *flash* increíbles. Como se confunde el enamoramiento con el amor, con la fantasía, con la infatuación, uno no sabe definir realmente qué es lo que siente. No importa cuánto tiempo haya pasado desde el comienzo de la relación, cuando empieza a deteriorarse se necesita espacio y tiempo para estar solo y reflexionar y sentir realmente qué es lo que está pasando, si realmente uno echa de menos a esa persona, si la ama de verdad, si no puede pasar el resto de su vida sin ella... Debe contemplar todo el panorama desde la lejanía y reflexionar en profundidad.

Es como un retiro personal; sin tener ningún contacto de ningún tipo con el otro. Pero no es una excusa simplemente para ir con otras personas a ver si realmente amas o no a tu pareja, comparando a ver si otro te puede hacer más feliz, o darte una mayor sensación de seguridad. Tiene que haber una comunicación fluida, honesta, sincera; es más, si hace falta, asquerosamente sincera. Abrir el corazón, abrir las manos, abrir la mente. Desnudarse y exponerse; poner en la balanza todo lo positivo y lo negativo de cada uno. Decir lo que nos gusta y lo que no nos gusta, compartir las inseguridades, saber expresar qué te encanta de mí y qué es lo que te desagrada, y estar dispuesto a aceptar las posibles críticas.

Muchas veces, por falta de comunicación, nos prestamos a interpretar o suponer cosas que quizás ni siquiera son la realidad del otro. Sería mucho más fácil decir: «No me siento bien cuando me dices o cuando me haces tal o cual cosa». No le estás diciendo: «Tú me haces mal», y por lo tanto no tiene por qué ponerse a la defensiva. Si hablas desde el corazón, desde tu propia experiencia y sentimiento, diciendo: «No me siento bien, no me siento en paz, cuando entras por la puerta y gritas», es una manera más suave de expresarte y generas el ambiente adecuado para que la otra persona responda de una forma no reactiva, diciendo, por ejemplo: «No lo sabía, lo siento, no era mi intención; es que en el trabajo siempre estamos todos gritando y no me acuerdo de bajar el tono de voz cuando llego a casa».

Los demás nos hacen estar más presentes y ser más conscientes y consecuentes con la vibración que transmitimos, que es esa frecuencia que sale de nosotros como una onda expansiva. Consciente o inconscientemente estamos impactando en la vibración de otros, aunque en la mayoría de las situaciones, ni siquiera es nuestra intención perturbar la paz de otros seres humanos. Hay personas que tienen mucha presencia y mucha fuerza y eso puede incomodar, pero esa misma persona ni siquiera es consciente de su gran fuerza y su potencia, que obviamente le será útil para según qué tipo de trabajos o situaciones.

En la convivencia, sobre todo cuando conviven varias personas, cada uno tendrá su carácter, sus gustos, sus defectos, sus dones, sus talentos y necesitará su propio espacio y su tiempo, su silencio y su diversión, pero debe tener en cuenta que todos los demás también tienen ese mismo derecho. Por eso la comunicación es tan necesaria. Sin embargo, también hay que permitirse la lejanía, para poder pensar con claridad. Ese respiro será beneficioso para todos. Cuando nos encontramos en medio del drama y el melodrama, no podemos pensar, no podemos analizar, no podemos reaccionar. Nos resulta imposible hacer otra cosa que defender nuestro propio punto de vista, porque sentimos que tenemos toda la razón. Ese ruido mental, ese estrés emocional y psicológico, ese bombardeo continuo en el campo energético de vibraciones ajenas que no están en sintonía con uno mismo conducen a la pérdida de control.

También, cuando hablamos a nivel multidimensional, existe ese acompañamiento de espíritus que están ahí bombardeando, favoreciendo y aplaudiendo esa gran pelea, o esa discusión, o ese mal rollo bajo ese techo. Así que vamos a encontrar que, en muchas situaciones, cuando hay infección multidimensional, la gran solución es buscar el silencio, buscar la paz, meditar o pedir un *reset* de nuestra enseñanza para hacer una limpieza multidimensional. De esa manera, la persona puede recapitular y sentir paz en su sistema nervioso, paz en su mente y paz en su espíritu para poder ver las cosas con mayor claridad y darse cuenta de que no importa quién tenga la culpa. Rectificar es de sabios y, si uno quiere paz, tiene que estar dispuesto a aportar paz.

Por eso, en una situación de conflicto, una pareja tiene que decidir qué van a hacer con su relación: ¿nos divorciamos, nos separamos, decimos adiós y separamos nuestros bienes y listo, o vamos a tomarnos un tiempo, a regalarnos un mes, dos meses, de tiempo libre, vivir por separado y ver qué es lo que sentimos y si vale la pena luchar por nuestro amor, limar nuestras asperezas, perdonar, olvidar y aceptar y soltar el pasado? Simplemente intentar ser una versión más elevada de uno mismo, porque cuando nos juntamos con una pareja nuestros karmas se unen, se convierten en un *pack* kármico. Uno asume la mochila del karma de su pareja y viceversa, y caminan juntos para crear una alta vibración. Si siguen adelante en una relación tóxica, ¿qué es lo que va a pasar? Seguirán creando karma y más karma, y esas mochilas que han juntado pesarán cada vez más y más. Mayor sufrimiento en el entorno y posiblemente accidentes, enfermedades y la necesidad de volverse a reencontrar en otra vida para solucionar el karma que ya traían, más el karma acumulado por haber permanecido juntos y no haber resuelto ese conflicto.

Puede haber una separación pacífica, de mutuo acuerdo, aceptándose el uno al otro y reconociendo que no son compatibles. Posiblemente, ya han pagado lo que tenían que pagar, ya han reajustado sus cuentas kármicas, han hecho lo que tenían que hacer y simplemente ahora toca respetar y soltar y desearse el uno al otro una vida feliz, y que si necesitan su ayuda mutua pueden contar con ella. Ni siquiera tienen la necesidad de ser amigos, sino simplemente sentirse aliviados por haber madurado en la relación hasta tal punto de reconocer que han terminado con lo que han venido a hacer. Lo ideal es darse el uno al otro la mano y decirse: «Fin de contrato, lo hemos conseguido, feliz vida y que vaya superbién y, sobre todo, gracias, gracias y gracias». De esa manera uno ya deja libre su camino y el camino de su pareja. Lo más saludable, tras esa separación, es darse al menos seis meses sin entablar otra relación afectiva, emocional o sentimental con otra persona, para limpiar las pizarras del todo y aprender a estar solo.

Lo conveniente es lanzarse a probar otras actividades, ser creativo, cocrear, recalcular. ¿Qué es lo que quieres para tu vida? ¿Realmente necesitas una pareja o ya te sientes pleno? Pero si atraes una pareja a tu vida, que sea de otra calidad, de más alta evolución y que sea una relación dhármica, de crecimiento espiritual, en vez de ser una relación kármica, de sufrimiento.

Así que uno puede siempre rectificar, cambiar, evolucionar y soltar para ser una versión más elevada de sí mismo y experimentar una alta evolución, recorriendo el camino con una pareja que te aporte y que te haga sentir esa felicidad de poder ser tú y amarte con todo lo bonito que tienes para ofrecer, desde la libertad, desde el respeto y que ambos os sintáis honrados de caminar unidos. Ese es el amor incondicional. Para poder llegar a eso, puede que tengas que pasar por unas cuantas relaciones conflictivas. Eso dependerá de las lecciones que hayas elegido previamente para aprender en esta vida; si logras el amor desde una edad temprana es porque has pactado experimentar como regalo en esta vida el amor incondicional, el amor que yo llamo el *Big Love*, el amor en mayúsculas, que es ese amor divino que puedes tener en compañía de esa persona en plena felicidad, en armonía y sin sufrimiento.

Obviamente, las relaciones tóxicas no se limitan simplemente a parejas, sino que también se dan en las familias, a cualquier nivel, especialmente entre padres e hijos y también entre hermanos. Es un claro ejemplo de karmas que se han acumulado; cada uno ha elegido al formar parte de esa unidad familiar. Cuando se da el caso de que la disciplina es demasiado ligera, floja, o liberal, los niños, a medida que vayan creciendo, se tomarán muchas libertades porque tienen el permiso para volar antes de tiempo y sin las directrices correspondientes para poder ser ciudadanos responsables.

Cuando han tenido las riendas demasiado sueltas, llegan a la adolescencia y es cuando saltan las chispas, sin importar el respeto correspondiente, los horarios, o la correcta alimentación, y los padres se encuentran en una situación de enorme frustración porque sienten que han perdido el control. En esas situaciones, vamos a ver muchos conflictos y luchas de poder, cada vez más evidentes en nuestra sociedad y sobre todo en este último año y medio, cuando padres e hijos han tenido que permanecer bajo el mismo techo veinticuatro horas al día, debido a las restricciones de movilidad, con los colegios e institutos cerrados y muchos padres sin poder ir a trabajar. En algunos casos, además, en un espacio muy reducido, sin ninguna posibilidad de intimidad, de privacidad, lo que ha conducido a muchos conflictos y frustraciones. Sobre todo, ha sido un año de una muy alta incidencia de suicidios entre jóvenes, por no tener vida social, no estar en contacto directamente con sus amistades, y lo más importante para todos: sin contacto físico y sin poder estar con personas afines para desahogarse, para reírse, para compartir... Sin cubrir esa necesidad humana fundamental.

Muchas veces no se ve una salida fácil a la situación en la cual se encuentra una familia en la que los hijos aún no son adultos. Es entonces cuando los padres tienen que saber dominar la situación y evitar en la medida de lo posible que haya agresividad verbal o física hacia los niños (y viceversa).

Este año en particular, la situación general de confinamiento y restricciones a la movilidad ha sido motivo de divorcio, y se ha incrementando también el número de suicidios, o la aparición de trastornos de tipo emocional o mental, como la ansiedad, los ataques de pánico, la depresión, o problemas relacionados con el estrés, tanto físico, como mental y emocional. Y a eso se suma que los pacientes no hayan podido ser atendidos adecuadamente. Todo ha contribuido a agravar todavía más las relaciones humanas, causando destrozos trágicos en muchas familias por todo el mundo.

Las relaciones tóxicas a ese nivel necesitan asesoramiento externo, y sobre todo los padres que quizás han cometido el error de una excesiva permisividad y ya no saben cómo controlar ni siquiera sus propias reacciones, ni mucho menos las reacciones de sus hijos. Han perdido autoridad, ya no hay respeto y el hogar se convierte en una jaula de locos. Los profesionales saben reconocer cuando una situación puede resultar incluso peligrosa para la familia. Por mucho que uno intente rectificar, a veces ya es demasiado tarde, y entonces se necesitan herramientas profesionales y autocrítica. Si uno ha cometido errores, debe tener la capacidad de perdonarse a sí mismo, porque es humano, porque las circunstancias han cambiado, porque quizás no ha tenido la capacidad de reconocer lo que venía. Yo creo que estos últimos dieciocho meses nos han pillado a todos de improviso y, ante la incertidumbre, nadie sabía cómo ni cuándo iba a acabar esto, con lo cual esa inquietud ha estado muy presente, y ha afectado también a la estabilidad de la familia, a su economía y ha puesto en riesgo la seguridad de poder seguir teniendo un techo, o un trabajo, y unos ingresos mínimos para cubrir las necesidades básicas de la familia.

Creo que este año todos hemos aprendido de esta situación y seguiremos con esa dinámica, porque es lo que toca para reflexionar y para cambiar. Como siempre digo: «Las circunstancias no son importantes, sino lo que nosotros somos en ellas». A veces, llega ese momento en que tenemos que recalcular la situación, cambiar desde adentro hacia fuera. Proyectar e imaginar el mundo que queremos vivir, pero ese mundo empieza bajo tu propio techo. Ese mundo empieza por tu familia, por las personas que dependen de ti y las personas a quienes tú dices que amas y respetas. Tienes que estar ahí para colaborar, para ayudar, para ofrecerte. Cuando ellos vean que no son capaces de superar una situación, que al menos sientan que estás cerca, que puedes estar ahí para dar la mano, o ayudar en la medida que haga falta.

Estas situaciones, a mayor o menor escala, sacan lo mejor y lo peor de nosotros. No dejan de ser oportunidades para que podamos evolucionar juntos y buscar soluciones, para estar más unidos que nunca y generar una alta evolución. Nada es para siempre, las cosas cambian cuando nosotros cambiamos, y el amor incondicional es lo único que puede sanar cualquier situación, por muy leve o muy grave que sea el conflicto. Ese proceso empieza por el pensamiento, por sentir que el cambio es posible, por reconocer que puede que tengas un problema y necesitas ser humilde para pedir ayuda y sentirte feliz por ayudar y ser ayudado.

Así, cuando estás abajo, vendrá alguien más fuerte, o que está en otra vibración, para darte la mano y acompañarte. Y cuando tú estás arriba y te sientes con fuerzas y con lucidez y con ganas, verás que hay personas que están necesitando de tu energía, tu vibración, tu alegría, tu sonrisa, tu mano..., y tú vas a brindarte y vas a ser feliz por ayudar en esa situación. Todo nos sirve y todos hemos elegido vivir esta experiencia para dejar atrás el Viejo Mundo y dar paso al Nuevo Mundo.

Por eso es tan importante no juzgar, no señalar, no criticar, no sentirse en posesión de la verdad absoluta. Ser humildes, estar a la altura de las circunstancias, primero desde la calma, desde la paz, con lucidez, con control del carácter, observando afuera y observándose a uno mismo. No entrar en dramas y conflictos. Si estás en alta vibración, la otra dimensión tampoco puede infectarte, porque tu campo magnético va a estar fuerte y sólido, brillante, impenetrable, y la otra dimensión, si se acerca, se rebota automáticamente.

Por eso, cuando brillas con tu luz, estás siendo la versión más elevada de quién tú eres y estás siendo como un ángel en la Tierra, en control de tu mente, en control de tu sistema nervioso y en control de tu vida vibracionalmente, emitiendo una alta frecuencia. De este modo, atraerás hacia ti a las personas que buscan tu luz y ellas te van a dar la oportunidad para que tú puedas ejecutar ese rol. Aportarás luz, paz, armonía, salud y amor hacia quienes estén con hambre de sentir esa esencia que han olvidado y que está dentro de ellos mismos también.

Deja que se miren en el espejo de tus ojos para poder verse a ellos mismos. Que tú seas el cambio que quieres ver en el mundo, que tú seas esa luz que ellos están buscando. Brilla con tu luz a través de tu ejemplo y así serás el ángel que has venido a ser; caminando sobre la faz de la Tierra, expandiendo tus alas y volando alto, haciendo que esa vibración del aleteo calme las perturbaciones de las vibraciones que están sufriendo las personas que se sienten muy perdidas en este mundo que todavía no comprenden. Así ayudarás a que ellos recuerden que también han venido a volar tan alto como tú y a ser ángeles en la Tierra.

Una vida de amor,
por Adriana Danés

¿Os acordáis de la escena en *Titanic,* cuando ya saben que se va a hundir y un matrimonio sale en la cama los dos de la mano? Pues es parecido a cómo se despidieron mis abuelos. Tras varias entradas y salidas de mi abuelo al hospital, una noche en casa ya en la cama no podía respirar. Mi abuela y él, en vez de avisar a mi padre para ir al hospital, se dieron la mano y allí se quedaron varias horas... en silencio... no hacía falta decir nada. Cuando empezó a salir el sol, ya avisaron para ir al hospital. Me parece una despedida entrañable y que resume la relación de mis abuelos.

Setenta años de matrimonio y siete de novios... Toda una vida llena de amor, empatía, humor, respeto, y sin discusiones. Se conocieron una Nochevieja y hubo una conexión inmediata a la que se rindieron ambos para formar una vida juntos.

Hay que reconocer que eran personas muy distintas, con *hobbies* muy distintos. A mi abuela le gusta salir, ir al teatro, acudir a conciertos en el auditorio..., y mi abuelo era feliz trabajando en sus inventos o leyendo un libro. Me parece todavía más meritorio, ya que hoy en día una pareja así seguramente no duraría mucho; pero ellos lo consiguieron, esa fórmula en la que se respeta lo que quiera hacer cada uno sin juicios y disfrutando por el otro. Eso sí, en cuanto mi abuela volvía a casa, mi abuelo le pedía que le contase todo. Él quería saber cómo había pasado el día, qué tal estábamos cada uno. Disfrutaba escuchando a mi abuela y sabiendo de su familia.

Aunque parezca que eran dispares, lo cual es cierto, esto no conllevaba que fueran opuestos: en los temas principales del día a día ambos iban en paralelo, hacia un mismo objetivo, cada uno con su aportación y su manera de hacerlo. Para mí, aquí es donde radica su magia, esa gran combinación de objetivos conjuntos y respeto mutuo.

Mi abuelo no era una persona de demostrar su cariño, pero con él he aprendido que cada uno tenemos nuestro idioma, nuestro modo de decir «te quiero». El suyo era darte dos apretoncitos en el hombro cuando pasaba a tu lado. Otra imagen que recuerdo es en Nochevieja, después de las uvas siempre ponemos un vals y lo abrían mis abuelos, ahí se palpaba el amor en el ambiente.

Como supongo que imaginaréis, esto se ha trasladado a la familia, la cual ha derivado en cuatro hijos que siguen yendo todos los domingos a comer con su madre y veraneando con ella; seis nietos que adoramos a nuestros abuelos y cinco bisnietos que están deseando achuchar a la «bisa». Tal es el amor que nos han dado que incluso les preparábamos viajes sorpresa para celebrar su matrimonio. En su cincuenta aniversario, fuimos a pasar un fin de semana a la Vall del Bac (Gerona), un pueblo donde nació el apellido de mi abuelo, y luego a la Almunia (Zaragoza), lugar de donde era mi abuela. Cada uno de nosotros fuimos desde distintos puntos de España solo para darles la sorpresa y celebrar con ellos sus bodas de oro. Fue un viaje estupendo, donde se veía lo que nos han aportado: amor y risas.

¿Os suena esto de algo? Efectivamente, es la misma receta de Suzanne Powell, vivir con amor y humor. Por esto, nos sentimos tan a gusto y vamos todos los miércoles a las sesiones de *resets* en Ecoencuentro para verla. Allí nos tendréis a mi abuela, a mi padre y a mí, para recibir ese amor con humor que nos gusta tanto. Ah, y de paso un *reset*, ¡qué mejor plan podemos hacer! En resumen, ¿el secreto de un matrimonio feliz? Un completo amor del uno por el otro, un gran respeto y libertad por los intereses de cada uno... y sin discusiones.

Las tres generaciones que los seguimos, hemos vivido así su matrimonio:

- Óscar, mi tío (hijo): «Los eternos adolescentes enamorados».
- Yo, Adriana (nieta): «Han sido mis grandes maestros de respeto, de convivencia, de haber construido una vida que irradiaba amor. Gracias, gracias, gracias».
- Nico, mi hijo (bisnieto, ocho años): «Mis bisas se querían y se cuidaban mucho. Yo estaba muy contento cuando estaba con ellos».

Para terminar, quisiera dar las gracias a Suzanne por darme la oportunidad de escribir este testimonio y, así, homenajear a mis abuelos.

Conocí a María de los Ángeles Castro en una sesión de *resets*, junto a su hijo Javier y su nieta Adriana. Nada más conocerla, sentí que era una mujer entrañable. Me pareció muy cariñosa, llena de ternura, tan sonriente. Transmitía bondad y felicidad. Es una mujer llena de vitalidad a sus noventa y siete años recién cumplidos, todo un ejemplo de buena salud, agilidad mental, amor y alegría. Que conste que no toma ningún medicamento, y que presume de ello. No pude evitar preguntarle cuál era su secreto para haber llegado así de bien a tan avanzada edad. Me agarró suavemente de la mano y me dijo tres palabras: «Fe, esperanza y amor». Además, me regaló el relato de su historia de amor de setenta y siete años con el que fue su marido; jamás discutieron y siempre se respetaron y amaron.

Verla, escucharla y sentirla me ha dado la confianza y la esperanza de saber que el amor verdadero existe, y que las almas gemelas, cuando se reconocen, pueden vivir una experiencia de esta magnitud aquí en la Tierra. María de los Ángeles es el fiel ejemplo de amor eterno.

{ CONCLUSIONES }

¿Qué me ha enseñado a mí el detox integral?

Que no soy perfecta, ni debo pretender serlo.

Que hay que tener mucha paciencia en la vida.

Que el Universo expande aquello en lo que enfocas tu energía, sea bueno o sea malo. Sé consciente de ello.

Que es importante no imponer tus teorías o creencias a los demás, por mucho que tú creas en lo que estás haciendo. Lo que es bueno para uno puede no serlo para otro.

Que las pruebas aparecen cuando menos te las esperas y que cada situación requiere su tiempo.

Que hay que ser humilde y pedir ayuda cuando ves que no puedes con todo.

Que nada es casual y que no hay mal que por bien no venga.

Detox

Que el cuerpo es una máquina perfecta que hay que cuidar y respetar todos los días.

Que todo cambia cuando pones la voluntad y eso acarrea resultados sorprendentes.

Que aporta una alegría tremenda ver como otros consiguen superarse a través del detox que les has propuesto.

Que el detox te ayuda a conocerte mejor a todos los niveles y te acerca más a tu Ser.

Que te da más razones para reflexionar sobre tu vida, haciéndote más consciente de la conexión entre tu cuerpo, tu mente y tu corazón.

Que te invita a meditar más a menudo, aprovechando los ratos extras que dedicas a descansar.

Que la claridad mental es un tesoro y permite alcanzar estados elevados de conciencia y conexión.

Que debes estar preparado para cambiar repentinamente en cualquier situación. No te aferres a nada.

Que la paz no tiene precio.

Que es más importante ser feliz que tener la razón. Tú eliges.

Que más vale no tomarse a uno mismo demasiado en serio. Ríete más y reparte sonrisas y alegría.

Que no debemos intentar cambiar a nadie.

Que es importante aprender a decir «no» y a expresar tus verdaderos deseos. Aprende a saber darte tu libertad y di «no» con educación.

Que ser fiel a tus convicciones, sabiendo lo que es bueno para ti, es suficiente motivo para seguir tu propio reto detox sin importar lo que digan u opinen los demás.

Que ser un ejemplo para mostrar el camino a través de la propia experiencia personal puede ir más allá de mil teorías. Si yo puedo, tú puedes.

Que hay que ser flexible en la vida. Si no te fluye, déjalo y empieza otro día, no pasa nada. Lo importante es la intención.

Que hay que ser flexible con uno mismo y con los demás, así serás más cercano y la gente se sentirá cómoda en tu presencia.

Que, aunque seas la mejor versión de ti, nunca serás la apropiada para la persona equivocada.

Que si metes la pata has de perdonarte, pues eres humano al igual que los demás seres humanos que conoces, con tus días buenos y malos al igual que ellos.

Que la clave para la paz es perdonar, olvidar y aceptar.

Que el darte tus caprichos es igual de importante que hacer un detox.

Que nada tiene importancia, salvo la que tú le des, y por eso es aconsejable no dramatizar ni entrar en la espiral de los dramas de quienes te rodean.

Que es importante pensar siempre en positivo con respecto al cuerpo, pues las células reciben todos los mensajes según tú piensas. Ámate.

Que realmente comemos mucho más de lo que necesitamos y que hay que saber cuánto es suficiente para vivir con salud y en equilibrio.

Que el cuerpo siempre nos habla para avisar cuando algo no va bien y no hay que ignorar sus señales.

Que no hay que regalar consejos si no te los piden, así evitas herir sensibilidades o egos y caer en la arrogancia.

Que el tiempo lo revela todo, así que no tengas prisa por manifestar nada, simplemente fluye.

Que ser humildes nos hace grandes, el humor nos hace agradables y el amor nos hace adorables.

Que el cuerpo es sabio, la mente es ignorante, el corazón siente... y el alma es tu guía.

Que cuando despiertas a la vida, empiezas a amarlo todo.